新版 颈椎·腰椎病

疗法与康复指南

膳书堂文化◎编

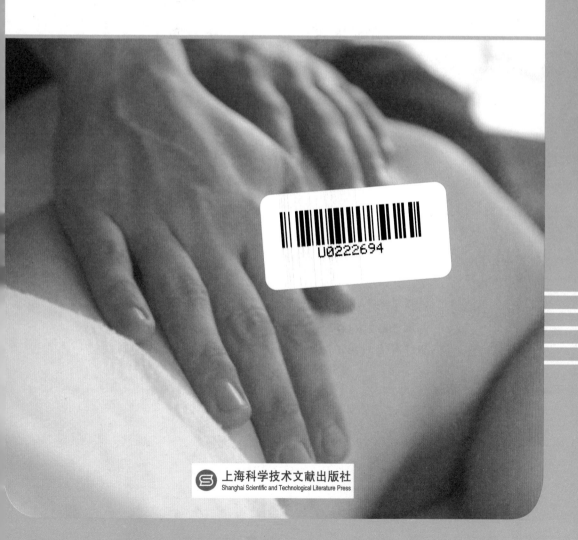

U0222694

上海科学技术文献出版社
Shanghai Scientific and Technological Literature Press

图书在版编目（CIP）数据

新版颈椎·腰椎病疗法与康复指南／膳书堂文化编.
—上海：上海科学技术文献出版社，2017（2023.4 重印）
（健康医疗馆）
ISBN 978-7-5439-7445-6

Ⅰ.①新…　Ⅱ.①膳…　Ⅲ.①颈椎—脊柱病—防治
②腰椎—脊柱病—防治　Ⅳ.①R681.5

中国版本图书馆 CIP 数据核字（2017）第 128402 号

责任编辑：张　树　李　莺
助理编辑：杨怡君

新版颈椎·腰椎病疗法与康复指南

膳书堂文化　编

*

上海科学技术文献出版社出版发行

（上海市长乐路 746 号　邮政编码 200040）

全 国 新 华 书 店 经 销

三河市元兴印务有限公司印刷

*

开本 700×1000　　1/16　　印张 9　　字数 180 000
2017 年 7 月第 1 版　　2023 年 4 月第 2 次印刷
ISBN 978-7-5439-7445-6

定价：38.00 元

http://www.sstlp.com

现在的白领经常抱怨自己浑身是病，殊不知，大部分的疾病都是由腰椎、颈椎的病变所引起的。颈椎与腰椎的劳损目前已经成为白领等公司职员最普遍、最严重的健康问题之一。这一群体由于自身职业的特点，长期伏案工作，姿势不正，使腰椎与颈椎长期处于某种特定的体位，支撑了身体太多的压力，压迫周遭神经、血管等组织，极易诱发各种腰椎与颈椎方面的疾病。

人大约在 30 岁的时候，腰椎与颈椎的功能便开始逐渐退化，含水量逐渐减少，并伴随年龄的增长而更为明显，且极易诱发或促使其他部位组织发生病变，根据临床统计表明，50 岁左右的人群中大约有 25% 的人患过或者正在患此病，60 岁左右则达 50%，70 岁左右的人几乎为 100%，可见此病是中老年人的常见病和多发病。

但是如今，腰椎与颈椎的发病正在逐渐呈年轻化的趋势，这和长期的坐姿、睡姿不良、枕头高低不合适有着密切的关系，它引起脊椎内外平衡失调，再加上平时不注意保暖，使得颈部与腰部受凉，引起部分肌肉的收缩，这更加重了脊椎平衡性失调，使骨骼容易发生错位，更有甚者会发生脊髓压迫，导致截肢。

颈椎与腰椎是人体最重要的部

分，它们不仅支撑人的身体，还决定了人体的灵活性，同时保护脊髓、神经和血管免受外来的侵害，因此它们需要我们细心地呵护。本书针对现代人的生活，详尽阐述了颈椎与腰椎疾病的发病原理和相关的医学知识，并图文并茂的介绍了治疗颈椎与腰椎疾病的多种有效方法和调理措施，通俗易懂，非常适合参考和诊断自己的病情，在征求专业医生的前提下能够取得不错的治疗效果。

健康掌握在自己的手中，但愿本书能够为您的健康提供一份保障。

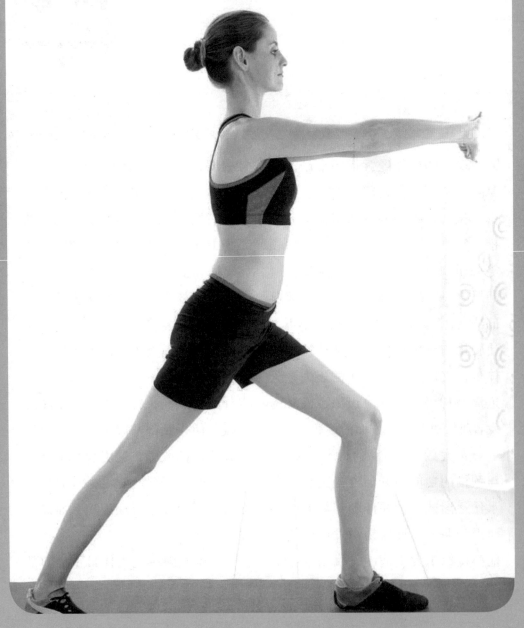

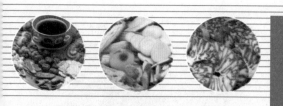

目 录
Contents

Part 1 上篇 颈椎病常识与防治保健 1

生活在现代都市的人们，一方面享受着快节奏的生活方式，一方面也忍受着各种各样"现代病"的困扰。现在，颈椎病患者已然成为一个庞大的队伍，使颈椎病的防治保健跃升众多人关注的话题。那么，颈椎病能治么？怎么治？其实答案就在我们的衣、食、住、行中。

颈椎病基本常识 …………………………………………………… 2
颈椎病是什么 …………………………………………………… 2
颈椎病的症状与表现 …………………………………………… 2
颈椎病的危害 …………………………………………………… 5

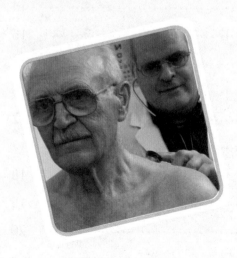
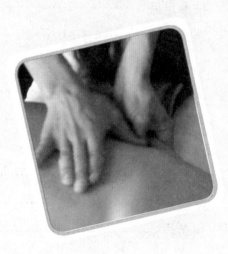

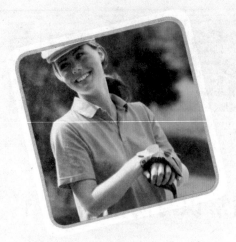
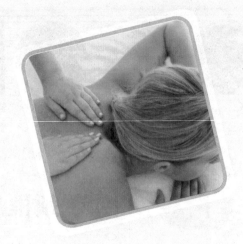

颈椎病的发病原因 ···································· 8

退行性变 ··· 8

慢性劳损 ··· 8

头颈部外伤 ······································· 8

炎症刺激 ··· 9

颈椎病的诱发因素 ································· 10

颈椎病的治疗 ···································· 14

非手术治疗 ······································· 14

按摩足底 ··· 14

端肩治疗 ··· 15

针灸治疗 ··· 15

艾灸治疗 ··· 16

耳穴治疗 ··· 17

拔罐治疗 ··· 17

贴敷治疗 ··· 18

热熨疗法 ··· 19

热敷疗法 ··· 20

　　药浴法　　·······················　21

　　中药治疗　　·····················　23

颈椎病的预防与康复护理·············· 38

一、颈椎病的预防·····················　38

　　颈椎病易患人群　·················　38

　　颈椎病预防原则　·················　40

　　办公室人员颈椎病的预防　·········　42

　　司机颈椎病的预防　···············　45

　　老年性颈椎病的预防　·············　46

　　影响颈椎病的不良习惯　···········　49

二、颈椎病的康复护理·················　50

　　颈椎病护理要求　·················　50

　　颈型颈椎病护理　·················　51

　　神经根型颈椎病护理　·············　51

　　椎动脉型颈椎病护理　·············　52

　　脊髓型颈椎病护理　···············　53

　　交感神经型颈椎病护理　···········　55

　　混合型颈椎病护理　···············　55

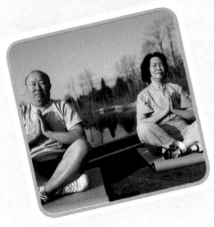

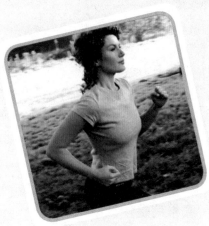

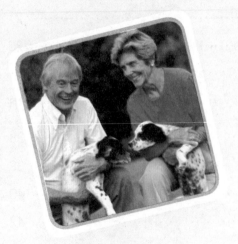
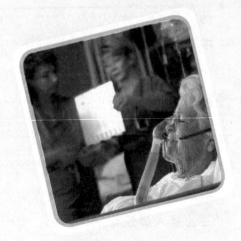

中老年颈椎病的保健疗法 ·················· 55

颈椎病的康复调理 ·················· 58

稳定病情的预防 ·················· 58

颈椎病的生活调理 ·················· 60

颈椎病的心理调理 ·················· 64

颈椎病的饮食调理 ·················· 65

颈椎病的保健食谱 ·················· 66

Part 2 下篇 腰椎病常识与防治保健 71

　　腰椎病在生活中是很常见的骨科疾病，好发于20-45岁的青壮年，男性多于女性。导致腰椎病的原因有很多，但大多数都是由于长期的不合理姿势所导致。现在，腰椎病的患者群不断扩大，而且越来越年轻化，已成为影响人们正常工作生活的疾病之一，需要提高重视，加强预防，积极治疗。

腰椎病基本常识·················· 72

腰椎病是什么 ·················· 72

腰椎病的主要症状 …………………………… 72

腰椎病的常见种类与危害 …………………… 73

腰椎病的发病原因 …………………………… 75

腰椎病的治疗 ………………………………… 78

腰椎病的常用穴位 …………………………… 88

腰椎病的备用穴位 …………………………… 89

艾灸疗法 ……………………………………… 90

耳穴贴压疗法 ………………………………… 92

穴位药物疗法 ………………………………… 93

运动疗法 ……………………………………… 94

腰椎病的预防与康复护理 ………………… 105

腰椎病的康复护理 ………………………… 105

改善劳动或工作姿势 ……………………… 112

多参加体育锻炼强健体格 ………………… 114

避免和减轻腰部受损 ……………………… 114

锻炼身体，增强体质 ……………………… 115

腰椎病的中药疗法 ………………………… 116

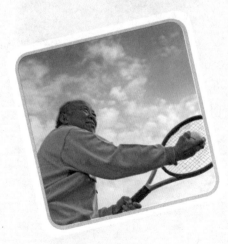

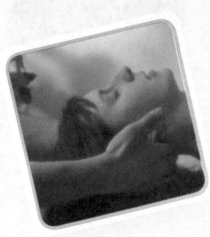

腰椎骨质增生的中药治疗 ･･････････････････････ 117

颈椎病、腰椎病的穴位保健 ･･････････････････ 117

腰椎训练的"对"与"错" ･･････････････････････ 120

腰椎病的饮食疗法 ･･････････････････････････ 121

料理类 ･･････････････････････････････････ 121

鲜汤类 ･･････････････････････････････････ 122

补粥类 ･･････････････････････････････････ 124

茶饮类 ･･････････････････････････････････ 126

药酒类 ･･････････････････････････････････ 129

附 录 ････････････････････････････････････ 132

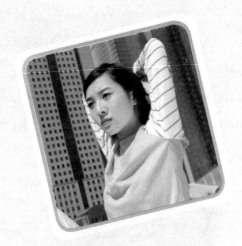

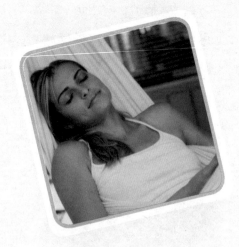

Part 1 上篇 颈椎病常识与防治保健

　　生活在现代都市的人们，一方面享受着快节奏的生活方式，一方面也忍受着各种各样"现代病"的困扰。现在，颈椎病患者已然成为一个庞大的队伍，使颈椎病的防治保健跃升众多人关注的话题。那么，颈椎病能治么？怎么治？其实答案就在我们的衣、食、住、行中。

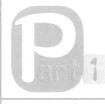
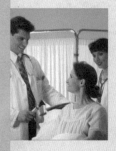
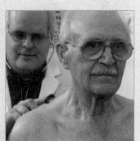
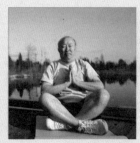
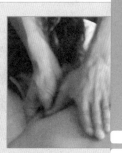
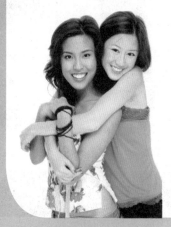

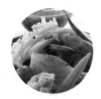

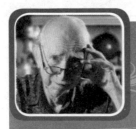

颈椎病基本常识

近年来，由于工作压力、家庭环境等多种因素，颈椎病患者一直在不断增加。这种病的发生源于长期慢性劳损，是名副其实的白领职业病。

颈椎病是什么

颈椎病是指颈椎间盘组织退行性改变及其继发性改变累及周围组织结构（神经根、脊髓、椎动脉、交感神经等）而出现的相应临床表现。退变的椎间盘、骨质增生累及周围组织，如刺激纤维环上的窦椎神经，向外后挤压神经，向后压迫脊髓，侧方刺激椎动脉，均可产生一系列继发性病理改变。随着年龄的增长，患椎有关的椎间盘、关节突、关节囊以及韧带等组织可发生一系列退行性病理变化。

颈椎病的症状与表现

1 颈椎病的主要症状

颈椎病症状错综复杂，主要症状是颈肩痛，放射至头枕部和上肢，少数患者有眩晕、猝倒，或一侧面部发热、出汗异常，病情严重者双下肢

活动受影响，甚至截瘫。一般说来，患者可出现颈部发僵、发硬、疼痛、颈部活动受限、肩背部沉重、肌肉变"硬"、上肢无力、手指麻木、肢体皮肤感觉减退、用手握物时常不自觉地落下等表现；有些患者出现下肢僵

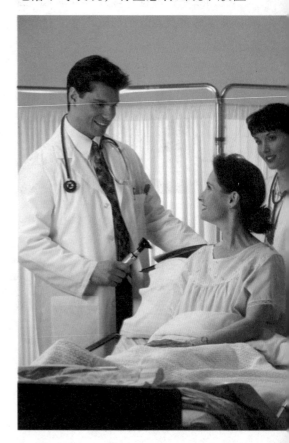

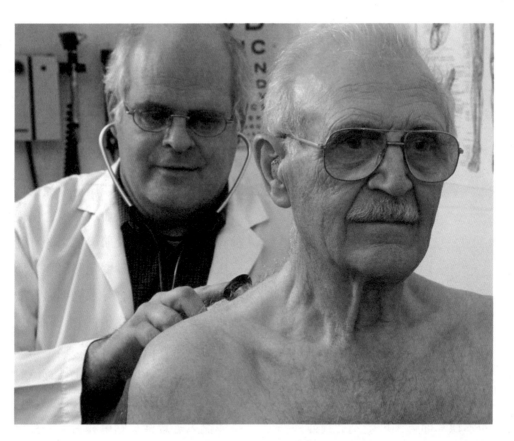

硬，似乎不听指挥，或下肢绵软，犹如在棉花上行走；另一些患者甚至可以有头痛、头晕、视力减退、耳鸣、恶心等异常感觉；更有少数患者出现大小便失控、性功能障碍，甚至四肢瘫痪。以上症状不会在每一个颈椎病患者身上全部表现出来，常常是仅仅出现其中的部分症状，而且大部分颈椎病患者的症状比较轻微，病程也比较长，所以完全没有必要听到颈椎病而色变，更不要随意对号入座。

正因为颈椎病症状的复杂性、多样性，加上认识的模糊，本病经常与神经内科、耳鼻喉科或内科疾病相混淆，从而延误诊治。令人欣慰的是，近年来，随着研究的深入，诊断水平不断得到提高，治疗方法也取得了可喜的进展，尤其是手术疗法不断得到改进与完善。目前除各大医院外，一些二级医院也已逐步开展颈椎病手术治疗的探索。

2 颈椎病有哪些病理变化

（1）颈椎间盘退变：颈椎间盘由纤维环、髓核和软骨板组成。正常的椎间盘含水量较高，富于弹性。随

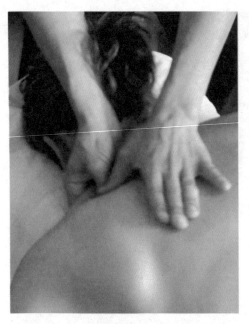

着年龄的增大，水分逐渐减少，失去弹性和韧性，而使椎间关节由原来的饱满与稳定状态变成松动状态，颈椎间不稳。如果颈椎受到劳损或外伤，椎间盘组织便易发生退行性病变，而在临床上较明显的病理改变大多发现于成年期。当颈部前屈或后伸时，椎体前后错位，变性的椎间盘脱出。

（2）椎体骨质增生：颈椎间盘受到压迫性致伤力时，变性的椎间盘膨出，使附着于椎体缘的骨膜及韧带掀起，出血、血肿、骨化而形成骨质增生。反复多次极易形成骨刺，并在X光片上显示典型骨质增生特征。

（3）继发性病理变化：颈椎退行性改变的颈椎椎间盘和骨刺，刺激或压迫邻近的神经和血管，可继发性

引起各种病理改变。①椎神经根受刺激：颈椎间盘变性，纤维环上的窦椎神经受到压力刺激，反射到神经后支，导致颈肌痉挛。②神经根受刺激或压迫：变性颈椎间盘向后外侧突出，椎体后缘骨质增生，钩椎关节增生致椎间孔变窄，均可刺激或压迫神经根，引起神经根拉长而缺血、缺氧，出现神经根性感觉改变及肌肉痛。③脊髓受压：颈椎间盘病理变化突出和骨质增生向后压迫脊髓，导致局部血管缺血缺氧而引起神经症状。颈椎屈曲时，脊髓被拉紧，前后径变短、变薄，神经根和齿状韧带均拉紧，比伸直位时严重。而受损的神经组织依次为灰质、椎体侧束、脊椎丘脑束和后束。受压程度有轻重，早期脊髓发生功能循环障碍，减压后脊髓尚可恢复；如果突出物很大或前后压迫时间太久，则脊髓功能便难于恢复。④椎动脉受压：当椎间盘退变狭窄时，钩椎关节受挤压向外增生，可出现椎动脉受压或受刺激痉挛、扭曲等变化从而产生各种症状。上关节突增生或前移可刺激、压迫椎动脉；神经根在椎动脉后方，颈部后伸时可压迫脊神经，椎动脉本身可被颈神经压迫；头部向一侧做幅度较大的旋转时，对侧椎动脉在寰枢椎关节突关节后外侧部受阻；退变椎

间盘及骨质增生可刺激椎动脉周围的椎动脉丛，引起椎动脉痉挛，出现前庭系缺血性功能紊乱。⑤交感神经受刺激：颈交感神经干位于颈血管鞘的后方，颈椎横突与颈长肌的浅面和颈深筋膜深层的深面。分为颈上、中、下3个神经节。颈交感神经节发生在节后纤维，随颈神经的前支而分布，其末梢可分布至咽部、心脏、头颈、臂动脉；至颈内动脉的纤维又分支到眼后部扩瞳肌、上睑平滑肌及内耳；交通支的分支又发出脊髓脑膜返回神经，离开总干之后，又重新进入椎间孔以供给硬膜、后纵韧带和颈部小关节和关节囊，当颈段硬膜、后纵韧带、小关节、颈神经根等受到压迫或创伤，出现反应性炎症时，可刺激交感神经而出现种种临床表现。⑥食管受压迫：骨质增生向前方突出，如果生长过大，可刺激与压迫食管而引起吞咽困难，但这种情况比较少见。

由于颈椎的位置在胸椎和头颅之间，胸椎缺少活动，头颅重量又较大，

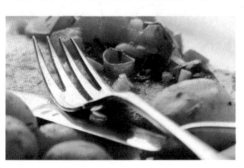

颈椎既要承受其压力，还要承担其大范围的活动，无论你是抬头低头，还是坐卧行走，都离不开颈椎。因此，在它灵活运动的同时，也必然增加了它容易受到损伤和慢性劳损的机会，形成了颈椎病的几个主要发病原因。

颈椎病的危害

1 颈椎病可引起吞咽不畅

食管的上端和第6颈椎相邻，第6颈椎出现增生就会压迫和刺激食管，甚至造成食管周围炎症、水肿，从而在进食时产生异物感。

2 颈椎病可引起腹胀便秘

一些颈椎病患者因邻近的颈交感神经受到刺激和损伤，感受会传到大脑，有关的神经兴奋性增强，使受其支配的内脏器官胃肠道蠕动减慢，因而导致腹胀便秘。

3 颈椎病可引起心跳过速

颈椎病引发心脏不适，主要是第4神经根受到颈椎骨质增生的刺激而产生，这与颈部位置的突然改变有关。

4 颈椎病可引起瘫痪

部分脊髓型或以脊髓型为主的混

合其他类型的颈椎病，由于得不到系统的良好的治疗，致病因素不能解除，随着病变发展，出现脊髓变性液化这样的不可逆病理变化，那么瘫痪也就无法避免了。

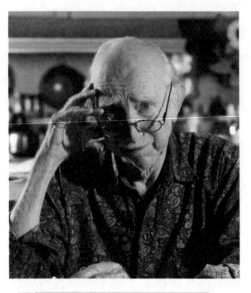

⑤ 颈椎病可引起高血压

由于颈椎病而造成的高血压称为"颈源性高血压"。颈动脉窦位于颈6横突前方，当颈4～6横突错位时，横突前方肌肉紧张或横突骨性位移，或钩椎关节错位引起斜角肌及筋膜紧张，均可牵动刺激颈动脉窦而致血压波动，常见血压突然升高，有时也会低于正常值。患者多伴有头昏或眩晕、颈部僵硬感，肩背部沉重不适。若颈椎多关节错位，则可伴胸闷、气短或心律不齐。颈上交感神经节附着于颈2～3横突或颈2～4横突的前方。颈椎错位使横突移位，或颈椎错位伤引起无菌性炎症，均能导致交感神经节后纤维兴奋，而发生脑血管痉挛。若此种刺激持续存在，会继发性影响脑血管舒缩中枢功能，而发展成为全身小动脉痉挛，使血压持续升高。多数患者常有头痛、头晕、失眠、记忆力减退，或全身乏力、倦怠、心悸、胸闷、耳鸣、眼花及性情急躁等。

⑥ 颈椎病可引起胃脘不适

颈椎病患者，尤其是交感型和脊髓型颈椎病患者，都会有恶心、泛酸、饱胀、打嗝、呕吐、无食欲感、胃中嘈杂、不思饮食等胃脘不适征象，这主要是因为当颈段脊髓的硬脊膜等组织受到压迫和刺激时引起交感神经反射而出现的临床表现。退变失稳的颈椎发生错位，影响到椎动脉致脑基底动脉缺血，造成延髓缺血而发生恶心（呕吐中枢在延髓外侧网状结构的背部）、头昏。若颈3～5横突错位而损害到膈神经，则会出现头昏、恶心、呕吐、并伴上肢疼痛不适。有专家观察到颈3～5横突错位，尤其是钩椎关节侧摆式错位，可引起呃逆。同时，中上段颈椎错位影响到膈神经、椎动脉，还可引起上腹部饱胀、嗳气、食量减少等自主神经功能紊乱的症状。

7 颈椎病可引起肢体肿胀

肿，是指肢体浮肿；胀，是患者感到膨胀的感觉。肢体肿胀可出现在各型颈椎病中。颈型颈椎病患者，早期在颈项肩背部出现肿胀，这是因为局部的神经肌肉受物理或化学因素刺激后所产生的水肿所致；神经根型颈椎病发作期，颈肩上肢肿胀，并伴有灼痛，是神经根水肿造成的；交感型颈椎病患者，会出现上肢肿胀，开始时局部皮肤温度降低，怕冷，遇冷有刺痒感觉，继而出现红肿，疼痛加重，这是上肢血管痉挛造成的；脊髓型颈椎病上肢会出现肿胀，皮肤发亮，活动障碍，甚至失用，这是由于脊髓受压造成的。

8 颈椎病可引起胸痛

由颈椎错位而造成颈交感神经节功能紊乱，颈上、颈中、颈下心支受

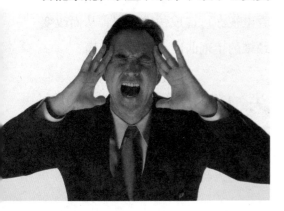

到刺激而致兴奋，导致心律失常和血管痉挛，最终造成心绞痛的临床病例已经越来越多。

9 颈椎病可引起中风

颈椎病可引起中风是肯定的，这是由颈椎的解剖、生理和病理特点所决定的。

正常情况下，通过颈椎的活动而发生头位的变化，这种变位运动因为富有弹性的椎间盘，而不会使椎体出现前后错位。

随着年龄的增长，颈部肌肉韧带劳损、退化，固定关节的力量和功能减弱，在低头或仰头时，颈部关节失稳、摆动和错位，必然会刺激在颈椎横突孔中穿行的椎动脉，使之痉挛、收缩或扭曲变形，造成脑部供血不足。

另外，由于椎间盘的纤维附着在椎体边缘，因此错位还会造成纤维环反复牵拉，刺激椎体边缘，而发生骨质增生，压迫椎动脉，引起椎动脉狭窄或痉挛，同样会造成脑供血不足。临床上出现头晕、恶心、耳鸣、视物模糊等症状。

颈椎病多发生于中老年人，而中老年人又多伴有脑动脉硬化，这样脑血流速度会变慢，易形成血栓，发生中风。

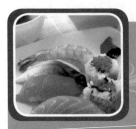

颈椎病的发病原因

颈椎病是一种常见病，由于颈椎的内因外因的变化引起颈椎周围的神经、肌肉、血管病理改变的一系列症状。颈椎病以颈、肩、臂痛等症为表现，多包括在中医痹症中。这些症状多与外伤、慢性劳损、感受风寒湿邪及年龄、情志因素等有关。

退行性变

随着年龄的增长，使得颈椎间盘和关节发生退行性改变。逐渐老化，弹性减退，脆性增加。在活动中由于椎体骨膜受到反复牵拉和挤压，肌体损伤后自行修复，形成骨刺、骨赘。由于椎间盘突出变性、椎体边缘骨质增生、黄韧带肥厚等原因，导致椎间孔变窄、缩小，直接压迫刺激或影响到椎体附近的神经、脊髓、椎动脉，而出现一系列各种各样的症状，这是颈椎病产生的主要原因。

慢性劳损

所谓慢性劳损，是指超过正常的生理范围的最大限度的活动。如工作姿势不当，长期处于坐位，尤其是低头工作，虽然工作量不大，强度不高，但颈椎病发病率却相对较高。如公务员、教师、文秘、会计、打字员、电子行业员工等。生活中，长期打麻将、看电视亦可造成颈椎劳损，从而改变颈椎的生理曲度，造成颈椎病。

头颈部外伤

在颈椎病患者当中，大约有50%的人与外伤直接有关。

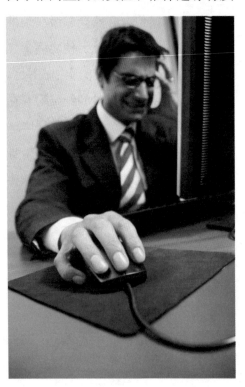

（1）交通意外：除造成骨折、脱位外，突然刹车或乘车时在毫无准备的情况下，汽车突然上下剧烈颠簸，都可能造成颈椎损伤。

（2）运动性损伤：运动员在竞技前未做好充分准备活动，或者未按照操作要领训练等。

（3）工作与生活中的意外：突然使颈部过度前屈、后伸或侧弯。

（4）不正确的治疗方法：如不得法的推拿、牵引等。

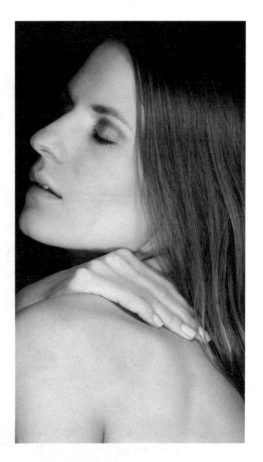

炎症刺激

椎间盘退行性变、骨质增生是造成颈椎病的主要原因。但是在实际生活中，有许多现象用这一原因无法解释。

第一，在有骨质增生的人群当中，绝大多数人没有颈椎病，其中有症状、需要就医的仅占八分之一。

第二，绝大多数颈椎病患者在没有外伤或其他诱因的情况下突然发病，而且症状明显，疼痛剧烈。而长有骨刺、骨赘是不可能突然发病的。

第三，颈椎病的早期表现为颈肩部剧烈疼痛，但75%～80%的患者，X光片提示却无明显的骨质改变。有些人骨质增生相当严重，甚至形成骨桥，但颈椎病的症状很轻，甚至无症状。

第四，临床上有些颈椎病，患者经按摩、推拿理疗或穴位封闭后，症状可以缓解，但对骨质增生的改变，无直接作用。

为什么会出现上述这些现象呢？

直到1992年美国国家医学研究院提出了颈椎病发病原因的"软性学说"，这些困扰了医学界半个多世纪的难解之谜才得以解决。这就是炎症刺激。

首先，颈椎间盘退行性变和慢

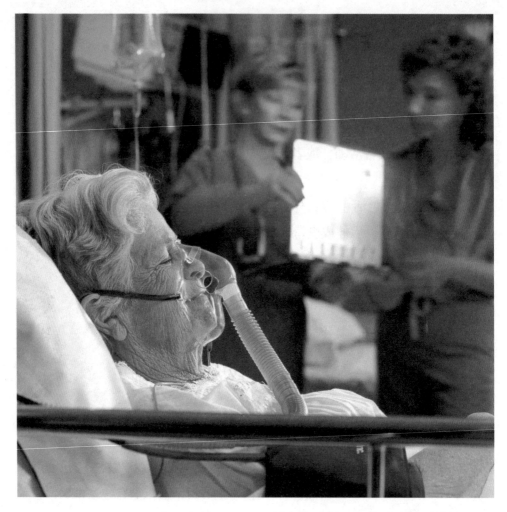

性劳损可以导致颈部软组织无菌性炎症，而无菌性炎症又进一步使骨质增生范围扩大，增生程度加重。两者互相影响，互为因果，从而引发颈椎病。

其次，当咽喉部及颈部有急慢性感染时，容易诱发颈椎病症状出现，或者使原有病情加重。

另外，先天发育不良，如先天性椎管狭窄，当受外伤或轻微伤时，也可发病。

阴阳失调，抵抗力低下。这是中医的观点。如果颈部长时间感受风寒外邪的侵袭，也会发生颈椎病，如长期使用空调也会出现颈椎综合征。

颈椎病的诱发因素

颈椎病的发生率随着人类文明生活水平的提高将会呈现上升趋势，但如能对其发病因素加以全面认识，重视科普知识的传播，并注意预防，日益增高的发病率也会降低。

（1）退行性变：随着年龄增长而产生的颈椎间盘退行性变以及由此而致的整个颈椎和颈椎其他部位的退变是颈椎病的主因。

（2）发育性椎管狭窄：椎管狭窄者更易发生颈椎病，而且预防效果也相对较差。

（3）颈椎的先天性畸形：各种先天性畸形，如先天性椎体融合、颅底凹陷等情况都易于诱导颈椎病的发生。

（4）感冒：感冒通常有两种，一种是感受风寒而致的普通感冒，另一种就是由流感病毒传染而致的流行

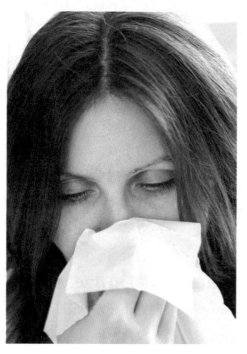

性感冒。患这两种感冒都可能会诱发颈椎病的发作。

（5）咽痛、咽部炎症：在颈椎病患者中，有相当多一部分患者，特别是颈型颈椎病早期或发作期的患者，几乎都有咽喉疼痛的症状。通过实验和临床研究，证实了椎间盘的退变与颈椎病患者咽部红肿的程度成正比，在中青年患者群中尤其如此。

咽喉部炎症是颈椎病的重要诱发因素之一。临床流行病学研究得到进一步证实，急性和慢性咽喉炎的病程及程度都是颈椎病的重要影响因素。

咽喉部炎症和上呼吸道感染是常见的呼吸道疾病，如急性咽炎、扁桃体炎、颈部软组织感染、淋巴结炎等，应及时予以治疗。因为这类炎症一旦经淋巴系统向颈部及关节囊扩散，往往成为颈椎病的发病原因或诱因。因此，防止各种上呼吸道炎症、预防感冒、保持口腔清洁，是预防颈椎病的措施之一。

（6）吸烟：吸烟对颈椎病患者非常有害，也是造成颈椎病的致病因素之一，并可经常诱发颈椎病。

烟中的尼古丁等有害物质可导致毛细血管的痉挛，造成颈椎椎体血液供应降低，使椎间盘与上下椎体连接的软骨终板钙化，椎间盘的有氧供应

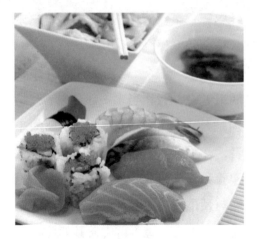

下降，废物增多，椎间盘中的酸碱度下降，最终使椎间盘代谢改变，发生退变，引起椎间盘突出或颈椎病加重。同时，由于椎间盘退变过程产生大量炎症介质等物质刺激周围组织，加重颈椎病患者的疼痛等症状。所以，颈椎病患者戒烟或减少吸烟对其缓解症状、逐步康复，意义重大。

（7）饮食：随着对颈椎病的研究不断深入，饮食与颈椎病的关系逐渐被越来越多的医生所重视。一些刺激性的食物可加重甚至诱发颈椎病。例如，颈椎病发作期，咽痛明显，而食用某些辛辣食品，则会加重咽痛。

（8）代谢：由于各种原因所造成人体代谢失常者，特别是钙、磷代谢和激素代谢失调者，往往容易诱发颈椎病。

（9）工作姿势：长期从事低头工作或头颈固定某一姿势工作的职业者，患颈椎病的比例越来越高。会计和统计人员居首位，其次如绘图员、录入员、外科医生、缝纫工、钳工等，他们当中患颈椎病者也颇为多见。随着现代社会的不断发展，流水线作业的专业化程度越来越高，有些工种要求头颈固定某一姿势，这样长期紧张工作，工作者易形成慢性劳损，颈椎内外平衡被破坏，易患颈椎病。如显微镜操作、雕刻、刺绣、撰写、计算机操作等工作人员，因长期低头工作，处于屈颈状态下，椎间盘压力大大高于正常体位，可加速颈椎间盘退变和颈部软组织劳损。

（10）生活习惯：卧姿对颈椎健康也有很大影响。仰卧位最佳，侧卧位姿势次之。伏卧位不可取，这种姿势可破坏颈椎自然曲度。若长期取一侧卧位，使颈椎侧弯，侧方受力失衡，久之亦会损坏健康。因此，对于侧位睡姿，宜提倡经常改变侧卧方向为佳。

如睡眠体位不良，椎间盘内部受力不均，会影响睡眠质量，而且可使颈椎小关节和肌肉失去力学平衡，加速退变。

如长时间打麻将、看电视，尤其是躺在床上或侧卧在沙发上看电视，使颈椎长时间处于屈曲状态，颈后肌肉及韧带超时负荷，可引起劳损。

（11）不适当的体育锻炼：超过颈部耐量的活动或运动，可加重颈椎负荷，尤其在缺乏正确指导下进行，一旦失手造成外伤，则后果更加严重。

（12）枕头：俗话说"高枕无忧"，但理论与实践证明"高枕"十分有害。正常状态下颈椎的生理前凸是维持椎管内外平衡的基本条件。枕头过高，可引起颈椎后方的肌群与韧带的劳损，此时椎管内硬膜囊后壁被拉紧，并向前方移位而对颈部脊髓形成压力。对于颈椎骨质增生者，骨刺很容易压迫脊髓或压迫脊髓前中央动脉而使颈椎病加重。相反，若枕头过低，会使头颈部过度后仰，致使前凸曲度加大，椎体前方的肌肉与前纵韧带易因张力加大而出现疲劳，甚至可引起慢性损伤。因此，枕头过高或过低均不利于颈椎的应力状态，对此应予以足够重视。

（13）衣着：有些青年女性喜着低颈或无领衣衫，如遇风寒或在梅雨季节，空气湿度较高，在风扇下或空调环境，极易使颈部肌肉痉挛，颈椎力学关系变化或椎间盘等软组织致炎性水肿，退变而形成或诱发颈椎病。也有部分患者因贪凉穿低领衫枕于竹席枕上而使颈椎病发作。

（14）空调：空调会致病，这个道理很多人都知道，但空调会造成或诱发颈椎病，却很少引起大家关注。医学研究发现，随着空调使用普及率越来越高，使用空调而导致或诱发颈椎病的实例也在不断上升。

（15）头颈部外伤：颈椎病患者中有半数病例与外伤有直接关系。

①交通意外：除造成骨折脱位外，突然刹车也容易导致颈椎损伤。

②运动性损伤：运动员在竞技前未做好充分的准备活动。

③工作与生活中的意外：突然使颈部过度前屈、后伸及侧弯。

④其他意外：不得法的推拿、牵引等。

（16）精神因素：从临床实践中发现，情绪不好往往使颈椎病加重，而颈椎病加重或发作时，患者的情绪往往更不好，很容易激动和发脾气，颈椎病的症状也更为严重。

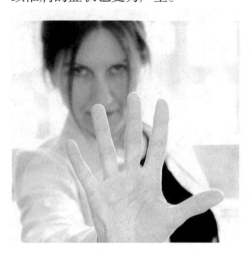

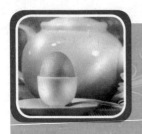

颈椎病的治疗

治疗颈椎病的方法可分为非手术疗法和手术治疗两大类。我国采用多种方法治疗颈椎病,大多数患者通过非手术疗法可获得较好的疗效。只有极少数病例,神经、血管、脊髓受压症状进行性加重,或者反复发作,严重影响工作和生活,才需手术治疗。

非手术治疗

非手术保守疗法主要包括:卧床休息、颈围领颈部制动、中西药物治疗、颈椎理疗牵引、按摩推拿、针灸、局部封闭等方法。

颈椎病的发病原因非常复杂,临床表现也是多样化,所采取的治疗方法亦不相同,要由医生根据不同情况来决定。大部分颈椎病经非手术保守疗法效果较好,适用于绝大部分神经根型颈椎病、交感神经型颈椎病以及椎动脉型颈椎病,也适用于早期较轻

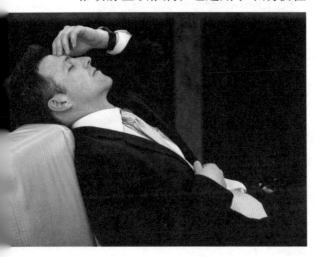

的脊髓型颈椎病或者诊断尚不清楚的患者。对年迈体弱、有严重其他脏器疾病而不能耐受手术的患者也适用非手术的保守疗法。仅一小部分患者经非手术治疗无效而需接受手术治疗。因此,对于上述这几型颈椎病应当首选非手术保守治疗。

按摩足底

颈椎病是一种严重危害伏案工作者健康的疾病,它的表现多种多样。主要有颈背疼痛、上肢无力、手指发麻、头晕、恶心甚至视物模糊、吞咽障碍。遗憾的是,到目前为止,全世界对这种疾病尚无有效治疗方法。最近脚底研究发现,脚底集合了身体的全部器官的反射区。通过按摩足底反射区即可对疾病产生惊人的疗效。

颈椎在足部的反射区是:双足拇趾趾腹根部横纹处,双足外侧第5趾

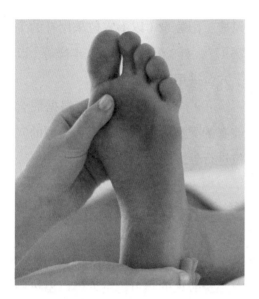

骨中部（足外侧最突出点中部）。颈部肌肉反射区是：双足底趾后方的2厘米宽区域。

按摩方法是：用拇指指尖或指腹，也可用第2指或第3指的关节，以数毫米幅度移动。力度最初较轻，渐渐增强，以稍有痛感为宜，按摩时间可自选进行。最好是每日早晚各1次，每次10～30分钟。据临床观察，一般颈椎病患者坚持2周以后即可出现较为满意的效果。

端肩治疗

每天早晨，用左右端肩方法（行、站、坐均可）锻炼10～20分钟，时间长一点更好。5分钟后颈部可有热的感觉，1周内病情能减轻，如能长期坚持锻炼，症状可消失。这种方法之所以有效，是因为它改变了人们通常行走前后甩手摆肩的活动方式，将前后活动改变成上下活动，有利于缓解骨质增生，有助于血液循环，血脉流通。其次，睡觉用的枕头要软一点，细一点，低一点。在睡眠时将枕头正好放在颈部，对缓解颈椎病有一定作用。

针灸治疗

针灸疗法用于颈椎病，多采用循经取穴、局部取穴与经外奇穴相结合，可消除或减轻颈椎病所引起的头痛头晕、颈部酸痛、活动不便、耳鸣、上肢麻木及神经功能障碍等症状。

（1）颈型颈椎病：风池、大椎、天柱、玉枕、大杼（以上穴位采用补的手法）；肩井、颈椎夹脊、手三里、合谷、列缺（以上穴位采用泻的手法）。

（2）脊髓型颈椎病：百会、风池、后顶、足三里（以上穴位采用补的手法）；委中、后溪、大椎、涌泉（以上穴位采用泻的手法）。

（3）椎动脉型颈椎病：大椎、风池、大杼、足三里等（以上穴位采用补的手法）；玉枕、丰隆、合谷、颈椎夹脊等（以上穴位采用泻的手法）。

（4）神经根型颈椎病：大椎、风池、阳陵泉、大杼等（以上穴位采用补的手法）；肩髃、合谷、手三里、委中等（以上穴位采用泻的手法）。

（5）交感神经型颈椎病：风府、风池、内关、列缺等（以上穴位采用补的手法）；颈椎夹脊、大椎、后顶、合谷、涌泉等（以上穴位采用泻的手法）。

（6）创伤型颈椎病：大杼、风门、风池、百会等（以上穴位采用补的手法）；风府、手三里、合谷、委中、阳陵泉等（以上穴位采用泻的手法）。

（7）延髓型颈椎病：大椎、风池、

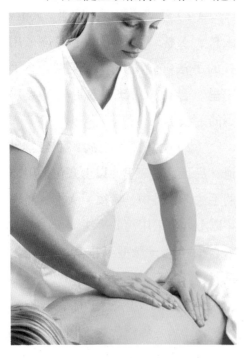

风府、阳陵泉（以上穴位采用补的手法）；大杼、天柱、合谷、丰隆等（以上穴位采用泻的手法）。

（8）混合型颈椎病：根据混合兼有的类型分别参考以上各类型的穴位进行处方配穴。

艾灸治疗

艾灸疗法是借助艾叶的药理作用及燃烧时火的热力，给人体以温热刺激，通过相关经络及腧穴起到强身健体、治疗疾病的目的，可单独治疗某些疾病，多与针刺疗法相配合，针、灸并用，治疗多种疾病。艾灸疗法用于治疗疾病的历史十分悠久，灸法所用材料，最初是运用燃烧的树枝来熏灼身体的一定部位，后来才发展为选用艾绒，并逐步形成了如今的艾灸疗法。①温经散寒，舒筋活络：通过艾灸的温热刺激和艾叶的散寒功效，达到温经通络，散寒除湿，舒筋活络作用。②活血祛痹，温通经络：通过艾灸的热力和药力作用于颈部及相关穴位，起到活血化瘀，祛痹通经作用。③行气止痛，改善症状：通过艾灸，芳香气味及药力，起到行气消淤，制止或减轻疼痛，改善颈椎病自觉症状的作用。

操作方法：

（1）取穴：主穴颈椎夹脊穴（奇穴）、压痛点（阿是穴）、大椎、肩髃、曲池、足三里、大杼等；配穴：参照本节"治疗颈椎病的常用穴位在哪里"。

（2）方法：每次选用主穴3个、配穴3个，将市售艾条的一端燃着，先靠近穴位的皮肤，然后慢慢抬高，直到患者感到有温热感，比较舒服时便固定在这一位置，连续熏灸5～10分钟，至穴位局部皮肤发红为度，每日灸1次，10日为1个疗程。也可循经络走行灸烤，一般每次15～20分钟，每日1次，10日为1个疗程。艾灸疗法的另一种疗法是取市售艾绒，捏制成圆锥状，放在生姜片上点燃，吹去明火，灸痛点或穴位上，每处1～3壮，每次灸2～3处。

注意勿让燃烧的艾条或艾绒及残灰掉落在周围皮肤及衣服、床单上，以免发生烫伤或引起火灾。

耳穴治疗

耳穴治疗颈椎病的方法很多，目前应用比较多的是压丸法。具体操作如下：

（1）选用质地坚硬而光滑的小粒药物种籽或药丸等贴压耳穴处。

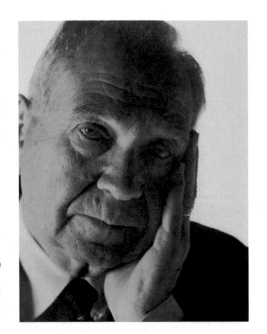

（2）常用材料有：王不留行籽、油菜籽、六神丸等。通过耳穴诊断方法先寻找压痛点，一般取穴为颈椎、枕、肝、肾、内分泌、脾、神门等。用乙醇棉球消毒皮肤后，左手固定耳郭，右手用镊子夹取贴有胶布的贴压物对准上述穴位贴敷，并按压数分钟，待获得耳郭发热、胀、放散等针感方可。一般每贴压1次，可放置7日，贴压期间每日可让患者自行按压2～3次，每次1～2分钟。贴压5次为1个疗程。

拔罐治疗

拔罐疗法是以罐为工具，借热力排除罐内空气，使罐中形成负压，吸附在体表皮肤部位，造成局部充血、瘀血以治疗某些疾病的一种疗法。罐的种类有竹罐、玻璃罐、瓷罐（陶罐）、金属罐、抽气罐、胶皮罐、电动拔罐治疗仪等。临床比较常用的是竹罐、瓷罐、玻璃罐三种。拔罐的方法有火罐法、水罐法、抽气法、架火法、滴酒法等。

颈椎病的拔罐一般 10 ～ 20 分钟，每日或隔日 1 次，15 次为 1 个疗程。起罐时用手指按压火罐一侧的皮肤，使空气进入，然后取下。颈椎病的拔罐可采用拔火罐与拔药罐两种方法进行。

（1）拔火罐：大椎、肩井、大杼、颈椎夹脊（奇穴）。每次选用 3 穴，选用针刺或用皮肤针叩打局部，使皮肤发红并有少许渗血点，然后拔火罐，以拔出少量血迹为度。

（2）拔药罐：大椎、肩髃、风门、颈椎夹脊（奇穴）。将竹罐置于煎煮沸的中草药活血化瘀的剂锅内，浸泡 3 分钟后取出并甩净，拔于上述穴位 7 ～ 8 分钟后取下。每日 1 次，10 次为 1 个疗程。

颈椎病患者拔罐时要注意下列事项：①应选择适当的体位，拔罐过程中不能移动体位，以免火罐脱落打碎。②应用闪火法拔罐时，应避免乙醇滴下烫伤皮肤。③应用水罐法拔罐时，应甩去罐中的热水，以免烫伤患者的皮肤。④应用刺络拔罐时，出血量以每次总量不超过 10 毫升为宜。⑤应用针罐时，须避免将针撞压入深处，造成损伤，尤其在胸背部要慎用。⑥坐罐时，注意掌握时间的长短，以免起泡。⑦起罐时，以指腹按压罐旁皮肤，待空气进入罐中，即可取下。切忌用力硬拔。⑧皮肤有过敏、溃疡及大血管部位不宜拔罐。孕妇腹部、腰骶部须慎用。

贴敷治疗

贴敷疗法属于药物外治方法中的一种常用的方法，将药物通过加工后制成膏药及软膏，外贴在颈椎及相关穴位上，发挥治疗作用，具有简、便、

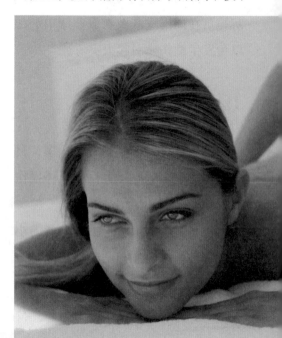

灵验的特点，很受颈椎病患者欢迎。不论外贴硬膏剂或软膏剂或软膏，均具有活血消肿、消炎止痛、舒筋通络、温经散寒、祛风除湿作用。现代医学研究表明，颈椎病的外贴疗法可使局部血管扩张，血液循环加速，从而改善颈部组织的营养而达到消炎退肿的功效；膏药及软膏贴敷在颈椎处，可使局部产生较高的药物浓度，不仅可作用于颈部组织，还可通过局部血管及淋巴管进入体循环而产生全身性的药理作用；颈椎及其软组织损伤后通过膏药或软膏的贴敷，可减轻损伤局部的炎症性反应，促使上皮细胞的生长和组织修复。

各型颈椎病，损伤后局部瘀血，结聚肿痛或复感寒湿之邪，气血凝滞所致颈肩拘挛、酸胀肿痛。贴敷治疗时要注意下列事项：①对氧化锌有过敏史者忌外贴胶布膏药。②贴膏药部位出现皮肤瘙痒，起丘疹等反应者应暂停使用膏药外贴。③变质霉变的外敷软膏不宜使用。④每次换药前需将原软膏擦洗干净。

热熨疗法

这种治疗是将一些中草药或其他传热材料，先进行加热，再用棉布包

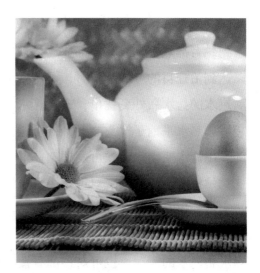

裹好，在病变部位或穴位处，来回往返移动，以治疗颈椎病。

（1）蚕沙熨法：取晚蚕沙500克，黄酒100克，和匀浸泡后放入锅内炒热，然后分成两份，分别用白布包好，轮换在颈部、肩背部及疼痛处往返热熨，达15～30分钟。此对颈椎病引起的颈、肩、背、臂部疼痛、麻木及颈部活动不便、僵硬均有良好疗效。

（2）盐熨法：取食盐250～500克，放在锅内急火爆炒，加热后用白纸包裹，外层再用白布扎紧，在颈、背、肩部不停地移动，历时10～20分钟。亦可同时作局部按摩治疗。在胸部及腹部（尤其为肚脐部）以热盐熨烫有温中散寒的作用，对颈椎病引起的腹胀、腹痛、消化不良、大便稀溏等较为适宜。

（3）水熨法：用热水袋或盐水

瓶装上热水，盖紧塞子，外裹毛巾，放到颈背部热熨，或在患部往返移动以达到治疗目的。仰卧位时，可将盛满热水的盐水瓶外裹枕巾，或将热水袋盛满热水平铺于枕头之上，枕于颈部。用盐水瓶治疗时，可发挥圆柱形枕对颈椎的牵引及热熨双重作用；用热水袋治疗时，可发挥哑铃状枕对颈椎的保健作用及热熨双重作用，同时，热水袋内水的流动，也可对颈部有按

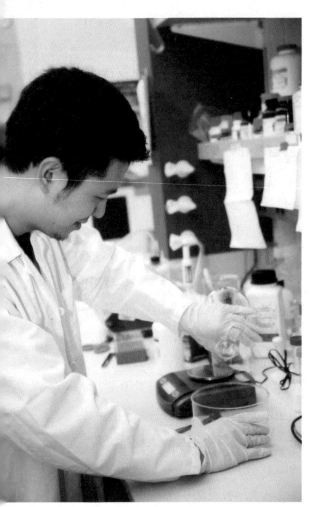

摩作用。运用热疗时，水温不要太高，以免熟睡时引起烫伤。

（4）摩掌热熨：患者将两手掌相对，做快速摩擦，使之发热，然后迅速将手掌扣于颈项部进行热熨。这种方法不需任何设备，操作极为简单，可随时随地进行，而且还可与颈部的自我按摩同时进行。因手掌摩擦所产生的热力有限，因此，其热熨效果不明显。

热敷疗法

这是将药物或一些传热材料，经加热后，直接或间接敷于患处或穴位上，以治疗疾病的方法。这种方法热力持久、集中，是治疗颈椎病的常用方法。

（1）坎离砂敷法：一般说来，在颈后部放置一袋坎离砂，每次治疗 20 ~ 30 分钟，每日治疗 1 次即可收到很好的效果。如果患者同时有肩、背及上肢部位的疼痛、酸胀不适，亦可在相应的部位各放置一袋坎离砂。腹部（尤其在脐周围）运用坎离砂治疗时，对颈椎病患者同时有腹胀、腹冷痛、喜按、食少、消化不良、大便稀溏等亦有很好的效果。用坎离砂热敷时，应避免产

热过高烫伤皮肤。对烫伤所起的小水疱可不做处理，对大水疱可用消毒针头挑开，并外涂制痂酊。

（2）沙袋敷法：把大小均匀的、洁净的沙粒，在铁锅中加热后（50～60℃），装入布袋中，扎紧袋口，敷于患部。本法的热敷温度会随时间延长而逐渐下降，为此，最初应适当将沙粒温度加高，在沙袋外多裹几层毛巾隔热，待温度下降后，再除去毛巾，用沙袋直接进行热敷。沙袋热敷的方法同坎离砂。也可将其制成小圆枕置于颈下热敷。

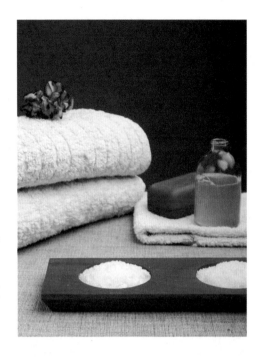

药浴法

药浴在我国有着悠久的历史，运用药浴治疗疾病是中医的特色之一。颈椎病由于各自的表现不同，病情轻重有别，其药浴有：沐洗法、浸洗法、熏洗法、冲洗、擦洗、淋洗、蒸洗之别，临床上要合理用药，灵活运用。下面介绍几种常用的药浴方法。

（1）生姜 50～100 克，切成薄片，放入 500～1 000 克热水中浸泡片刻，待姜汁泡出后，以洁净的纱布蘸取药汁在头颈、肩背等疼痛部位进行反复擦洗，也可直接用浸泡的姜片在患处擦洗。擦洗以患者感到舒适为度，每次 15～30 分钟，每日 1～2 次即可。因生姜辛辣刺激的作用，擦洗后，可改善患处的血液循环，促进气血流通，对颈椎病引起的头痛，颈项部疼痛，上肢疼痛、麻木及活动不便均有治疗作用。

（2）艾叶 250 克，加水 1000～1500 克，煎煮取汁后，放入适量的温水中（盆内或浴池内），进行全身擦洗，每日 1 次，能改善全身的血液循环，促进新陈代谢，对颈椎病引起的周身困倦无力，肢体疼痛、沉重等，均有明显的改善作用。也可用艾叶煎煮的药汁对局部进行药浴治疗，即在药汁不烫手时，用洁净的毛巾浸泡于其中，并用毛巾在颈、肩、背及上肢部位反复擦洗数分钟，待水温下降后，再进行全身浸泡，这种方式的治疗可将擦洗时的手法、温水热疗及药物的作用共同结合起来。

（3）苍术100克，艾叶300克，羌活200克，防风200克，加水1000～1500克，煎水取汁后，以毛巾蘸药汁在颈、肩、背诸疼痛部位进行擦洗，待水温下降后，再以药汁将患肢浸润。每次治疗10～30分钟，每日1～2次。对颈椎病引起的上肢疼痛、沉重、麻木、无力、活动不灵等有良好的治疗作用。

（4）海桐皮50克，桂枝30克，海风藤50克，路路通50克，加水1000～1500克，煎煮取汁，待温度下降后，用毛巾或纱布蘸取药汁对颈、肩、背等病变部位擦洗，同时配合按揉治疗，每次治疗15～30分钟，每日1～2次。为使药物更好地发挥作用，可将上述诸药相混合后，研末，以布包裹后再放入水中煎煮，使药汁充分浸出。如果患者的症状以上肢为明显者，可将上述药汁（趁热）倒入木桶内，将患肢置于桶口，外用数层棉被覆盖，先以其蒸气对肢体进行熏蒸（注意不要烫伤），待水温下降后，再予以浸泡。如果病变以下肢为主者，可用药汁浸泡下肢或足，每日1～2

次，每次15～20分钟。

（5）夏枯草50克，桑叶20克，菊花20克，加水1000～1500克，煎煮取汁后，将药汁倒入脚盆内，待水温下降后，将双足置于水中浸泡，同时双足相互搓揉，以促进气血流通。每日治疗1～2次，每次治疗10～15分钟。适宜于颈椎病引起的头晕、目眩、头痛、耳鸣。

（6）茯神30克，五味子20克，川芎20克，加水500克，煎煮后，待温度下降，以洁净的纱布蘸药汁在前额及太阳穴等处反复进行擦洗，每晚睡前1次，每次约半个小时，对颈椎病引起的心慌、失眠、多梦等有安神宁心的作用。亦可取温水1盆（不加任何药物），令患者每晚睡前泡脚

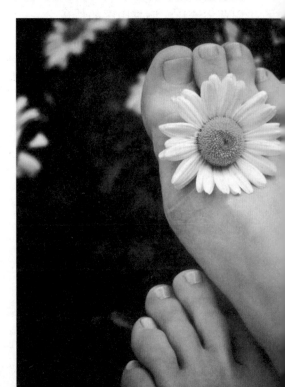

10 ～ 20分钟（水温下降时，可酌情增加一些热水，以维持水温），不仅对颈椎病引起的心慌、失眠、多梦、易惊有镇静安神作用，亦有明显的消除疲劳的作用。

（7）黄芪150克，麻黄根150克，白术100克，防风100克，艾叶100克，加水1000 ～ 1500克，煎煮30分钟，将药汁倒入浴池内（池内的水温应适当，水量以能浸润全身为度），进行全身浸泡，每日1 ～ 2次，每次约半个小时，用于颈椎病引起的多汗症等。

中药治疗

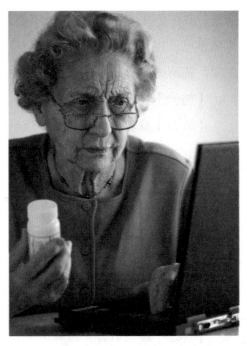

1 中药辨证治疗

（1）颈型颈椎病

①风寒痹阻

【辨证】颈项疼痛、板滞，肌肉痉挛、僵硬，转颈困难，症状常因寒冷及阴雨天发生或加重，舌淡，苔白腻，脉弦或弦紧。

【施治】疏风散寒，活络通经。

【方药】葛根汤加减：葛根15 ～ 20克，白芍10 ～ 12克，桂枝9 ～ 10克，当归9 ～ 10克，丹参15克，麻黄6克，木瓜10克，防己15克，生姜3片，甘草3克。水煎服，每日1剂。

②痰瘀化火

【辨证】颈项强痛，活动不灵，颈项局部按压痛，咽喉疼痛，胸胁痞满，恶心，舌红，苔薄黄或黄腻，脉弦滑。

【施治】活血化瘀，清热化痰。

【方药】桃红四物汤合二陈汤加减：桃花10克，红花10克，当归10克，川芎15克，赤芍10克，陈皮9克，清半夏10克，茯苓10克，瓜蒌12克，黄芩10克，川贝母6 ～ 10克，葛根15克，丹参15克，麦冬10克，生甘草13克。水煎服，每日1剂。

（2）神经根型颈椎病

①气血痹阻

【辨证】颈肩臂疼痛麻木，以痛

23

为重，多有受风寒史，往往久治不愈，疼痛难忍，夜间尤甚，恶风寒，全身发紧，苔薄腻，质紫，脉弦紧。

【施治】祛瘀通络，祛痹止痛。

【方药】身痛通瘀汤加减：全当归9克，大川芎12克，赤芍、白芍各12克，桃仁12克，杜红花12克，羌活、独活各12克，制没药9克，五灵脂12克，北秦艽12克，制香附1.2克，川牛膝12克，广地龙6克，粉葛根18克，炙甘草5克。

②气虚血瘀

【辨证】颈项肩臂，以麻为主，皮肤干燥不泽，心烦痞闷，面色不华，倦怠少气，舌质紫暗，脉弦细或细涩。

【施治】补益气血，活血通络。

【方药】补阳还五汤加减：生黄芪30克，潞党参18克，全当归9克，赤芍、白芍各12克，广地龙6克，大川芎12克，杜红花9克，桃仁12克，紫丹参18克，生地黄、熟地黄各12克，汉防己15克，川桂枝9克，粉葛根15克，炙甘草5克。

③脾肾亏虚

【辨证】患肢乏力，肌肉萎缩（肌肉萎缩较多见的部位是手部的大小鱼际肌等），其颈痛麻木，掣引肢臂，可向头部、耳部、胸、背、手放射，头颈转动不利；或因活动而加重；或

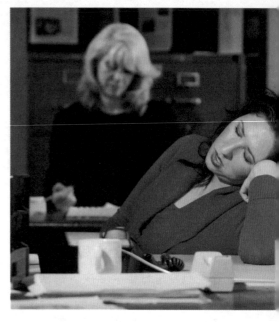

伴有头目昏花，倦怠，舌质暗，脉沉细。

【施治】补益气血，滋养脾肾。

【方药】补中益气丸合六味地黄丸加减：炙黄芪30克，潞党参18克，柴胡9克，全当归9克，大川芎12克，生地黄、熟地黄各12克，赤芍、白芍各12克，炒白术12克，升麻6克，鹿角片12克，云茯苓12克，炙龟板12克，汉防己15克，炙甘草5克。

（3）椎动脉型颈椎病

①湿浊中阻

【辨证】颈项疼痛，眩晕泛恶，胸脘痞闷，头重如裹，四肢乏力，纳食减少，严重者昏厥猝倒不省人事，苔白腻，脉濡滑。

【施治】燥湿健脾，化痰降逆。

【方药】半夏白术天麻汤加减：

姜半夏 12 克，炒白术 12 克，天麻 12 克，陈皮 9 克，山药 12 克，茯苓 12 克，石菖蒲 12 克，当归 9 克，川芎 12 克，制胆南星 9 克，炙甘草 3 克，大枣 5 枚。水煎服，每日 1 剂。

②痰瘀互结

【辨证】颈项、肩臂、四肢发重麻木，甚则挛缩刺痛，眩晕，头痛，时时恶心呕吐，饮食减少，心悸，体倦乏力。舌质暗或有紫斑，苔腻，脉弦细。

【施治】活血理气，逐瘀化痰。

【方药】血府逐瘀汤加减：当归 9 克，生地 12 克，赤芍、白芍各 12 克，丹参 15 ~ 20 克，桃仁 9 克，红花 9 克，川芎 12 克，柴胡 9 克，炒枳壳 9 克，桔梗 9 克，川牛膝 12 克，制胆南星 9 克，砂仁 3 克，炙甘草 6 克。水煎服，每日 1 剂。

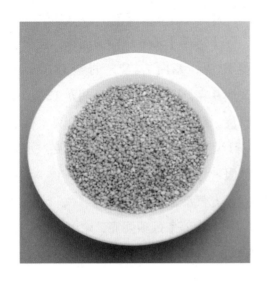

③湿热内扰

【辨证】颈项酸楚，眩晕心悸，烦躁失眠，痰多泛恶心，苔薄黄腻，脉滑数或濡数。

【施治】清胆化痰，理气和胃。

【方药】温胆汤加减：姜半夏 9 克，炒枳壳 6 克，竹茹 12 克，陈皮 6 克，茯苓 12 克，炒黄芩 9 克，赤芍、白芍各 12 克，当归 9 克，川芎 12 克，防己 15 克，大枣 5 枚，炙甘草 6 克。水煎服，每日 1 剂。

④气血亏虚

【辨证】颈项疼痛，头晕目眩，面色发白无华，心悸气短，倦怠神疲，食少便溏，肢体麻木，舌淡红，脉沉细。

【施治】益气养血，提升清阳。

【方药】十全大补汤加减：炙黄芪 30 克，党参 12 克，白术 10 克，茯苓 10 克，升麻 9 克，葛根 12 克，蔓荆子 12 克，赤芍、白芍各 12 克，桂枝 9 克，当归 9 克，川芎 12 克，生地黄、熟地黄各 12 克，龙眼肉 10 克，防己 1.2 克，细辛 6 克，炙甘草 6 克，大枣 5 枚。水煎服，每日 1 剂。

（4）交感神经型颈椎病

①肝阳偏亢

【辨证】颈项强痛，头痛眩晕，耳鸣目涩，多梦，阵发性面部发热，出汗，严重者昏厥猝倒，舌红，脉弦细。

【施治】养阴通络，平肝潜阳。

【方药】天麻钩藤饮加减：天麻12克，钩藤12克，石决明15克，当归9克，黄芩12克，川牛膝12克，杜仲12克，益母草12克，桑寄生12克，夜交藤30克，茯苓12克，生牡蛎、煅牡蛎各20克，生甘草6克。水煎服，每日1剂。

②血虚精亏

【辨证】颈项疼痛，头晕耳鸣，肢体麻木，手足不温，畏寒自汗，视力模糊，神疲乏力，少言懒动，腰腿酸软，舌红苔薄，脉细。

【施治】温阳益气，养血填精。

【方药】八珍汤合六味地黄汤加减：炙黄芪30克，党参12克，茯苓10克，炒白术12克，当归9克，川

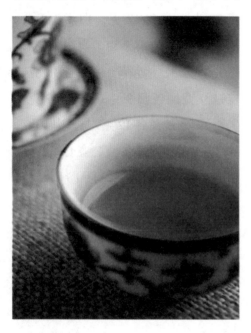

芎12克，熟地黄12克，白芍10克，山茱萸10克，龟板胶10克，鹿角胶10克，炙甘草3克。水煎服，每日1剂。

③痰湿内阻

【辨证】颈项强痛，头晕头痛，头重如裹，胃脘痞闷，恶心欲吐。身困乏力，舌苔厚腻，脉濡滑。

【施治】健脾畅中，祛湿化痰。

【方药】香砂六君汤加减：党参12克，炒白术12克，茯苓12克，姜半夏9克，陈皮6克，木香6克，砂仁6克，葛根12克，丹参15～20克，防己12克，当归9克，炙甘草3克。水煎服，每日1剂。

④心阳痹阻

【辨证】颈项强痛，牵掣至胸背，胸闷气短，肢体沉重，肢寒畏冷，心跳减慢，舌质紫，苔白或白腻，脉结代或迟缓，或沉弦而紧。

【施治】温阳散结，行气祛痰。

【方药】瓜蒌薤白汤加味：全瓜蒌12克，薤白1.2克，丹参18克，柴胡9克，川芎12克，延胡索12克，青皮、陈皮各6克，姜半夏9克，桂枝1克，当归9克，炙甘草3克。水煎服，每日1剂。

⑤气滞血瘀

【辨证】颈项强痛，牵掣肩胛、胸肋、季肋、上肢，疼痛如刺，固定

不移或胀痛，痛无定处，舌暗红，苔干，脉涩滞。

【施治】疏肝行气，活血通络。

【方药】桃红四物汤加减：柴胡9克，全瓜蒌12克，当归9克，川芎12克，赤芍1克，生地黄1克，桃仁9克，红花9克，穿山甲（代）12克，干地龙9克，丹参15克，葛根12克，香附12克，柴胡9克，生甘草6克。水煎服，每日1剂。

（5）脊髓型颈椎病

①脾肾两亏

【辨证】下肢筋脉拘急，乏力，或如踩海绵，行动不利，容易跌跤，上肢麻木，持物易落地，颈项僵硬，转侧不利，舌淡、体胖有齿痕，苔薄，脉细或细滑。

【施治】调养脾肾，补益阴血。

【方药】左归丸合归脾汤加减：炙黄芪30克，山萸肉12克，生地黄、熟地黄各12克，山药10克，当归10克，党参12克，炒白术10克，茯苓10克，枸杞子10克，菟丝子10克，鹿角胶12克，川牛膝12克，龟板胶12克，炙甘草6克，葛根10克，丹参10克。水煎服，每日1剂。

②腑浊内阻

【辨证】颈项强直，肢体水肿，脘腹胀满，泛恶不止，肢体僵硬，肌

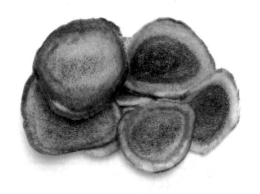

张力明显增高，大小便困难，舌质紫，脉弦滑。

【施治】宣肺利水，通腑解痉。

【方药】葶苈大枣泻肺汤合二陈汤加减：葶苈子12克，当归9克，猪苓12克，陈皮10克，半夏12克，茯苓12克，生大黄12克，元明粉10克，炒枳壳9克，生黄芪15克，党参12克，赤芍、白芍各12克，生姜3片，甘草3克。水煎服，每日1剂。

③肾虚痰滞

【辨证】颈项强直，腰膝酸软，四肢无力，肌力、肌张力明显下降，头重欲睡，或泛恶心胸闷，阳痿遗精，小便滴沥，舌淡体胖，苔薄腻，脉细滑。

【施治】补益肾精，化痰清上。

【方药】地黄饮子加减：炙黄芪15克，党参12克，当归9克，熟地黄12克，山萸肉12克，淫羊藿12克，肉苁蓉12克，五味子9克，石菖蒲15克，远志9克，姜半夏9克，

陈皮 6 克，炙甘草 3 克。水煎服，每日 1 剂。

④脾胃虚弱

【辨证】颈项萎软、疼痛，抬头困难，肌肉萎缩，神疲，纳呆，肌力、肌张力下降，大便溏薄，舌淡，脉细弱。

【施治】补养脾胃，益气和营。

【方药】人参养营汤加减：炙黄芪 30 克，党参 15 克，当归 9 克，生地黄、熟地黄各 10 克，白芍 10 克，茯苓 12 克，炒白术 12 克，五味子 10 克，山药 12 克，肉桂 3 克，远志 9 克，陈皮 9 克，生姜 3 片，大枣 5 枚，鹿角片 12 克，炙甘草 6 克。水煎服，每日 1 剂。

2 中药验方治疗

（1）补肾除痹汤

【药物组成】地黄 30 克，山药、山茱萸、制乳香、制没药各 15 克，泽泻、茯苓、牡丹皮、附子、桂枝各 10 克。

【用法与用量】每日 1 剂，水煎服。

【功能与主治】补肾益精，活血除痹。主治老年性骨质增生症。

（2）补肾活血汤

【药物组成】熟地黄 20 克，淫羊藿 10 克，肉苁蓉 20 克，甲珠 12 克，全蝎 3 克，蜈蚣 2 条，大黄 5 克，红花 5 克。

【用法与用量】每日 1 剂，水煎服。

【功能与主治】补益肝肾、填精补髓，强壮筋骨，活血通络，搜风祛邪止痛。主治颈椎骨质增生症。

（3）补肾强骨汤

【药物组成】生地黄、熟地黄各 15 克，枸杞子 12 克，鸡血藤 15 克，炒杜仲 12 克，补骨脂 12 克，淫羊藿 15 克，桑寄生 15 克，肉苁蓉 15 克。

【用法与用量】水煎服，每日 1 剂，10 日为 1 个疗程。

【功能与主治】延缓、阻止骨质增生。主治颈椎骨质增生。

（4）补肾强筋通络汤

【药物组成】黄芪 30 克，桑寄生 15 克，独活 10 克，牛膝 15 克，杜仲 10 克，当归 12 克，川断 15 克，秦艽 10 克，白花蛇 10 克，葛根 30 克。

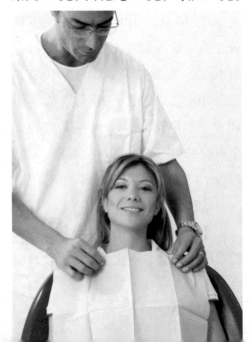

【用法与用量】水煎服，每日1剂，10剂为1个疗程。

【功能与主治】补肾养肝、益气固本、壮骨强筋、祛邪通络、解肌止痛。主治骨质增生症。

（5）补肾通络汤

【药物组成】熟地黄、杜仲、骨碎补、白芍、狗脊、香五加皮、木瓜、秦艽、牛膝、姜黄各10克，甘草6克。

【用法与用量】水煎服，每日服1剂。

【功能与主治】补肾通络、除痹止痛。主治各部位骨质增生症。

（6）补肾养血化瘀汤

【药物组成】熟地黄30克，盐杜仲12克，白芍15克，牛膝15克，黄芪15克，淫羊藿9克，当归12克，红花9克，鸡血藤30克，肉苁蓉20克，金毛狗脊9克，木香3克。

【用法与用量】水煎，每日服1剂，分2次服。

【功能与主治】壮阳补肾、养血化瘀，软坚止痛。主治骨质增生症。

（7）四物止痛汤

【药物组成】当归、生地各12克，白芍9克，川芎、乳香、没药各6克。

【用法与用量】水煎服，每日1剂。

【功能与主治】活血化瘀，消肿定痛。主治骨质增生症早期。

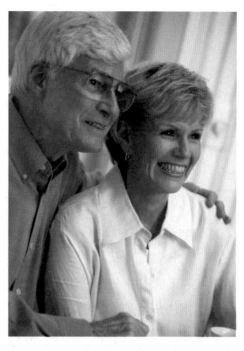

（8）顺气活血汤

【药物组成】当归尾12克，苏木15克，赤芍、桃仁各9克，红花6克，苏梗18克，枳壳、厚朴、香附、木香、砂仁各9克。

【用法与用量】水煎服，每日1剂。

【功能与主治】活血祛瘀，行气导滞。主治骨质增生症。

（9）复元活血汤

【药物组成】柴胡、瓜蒌根各12克，酒大黄、桃仁各6克，当归尾15克，红花、穿山甲各9克，甘草3克。

【用法与用量】水煎服，每日1剂。

【功能与主治】活血化瘀，消肿止痛。主治骨质增生症。

（10）调荣活络汤

【药物组成】当归尾、赤芍各12克，桃仁、红花、独活、秦艽、牛膝各9克，大黄、桂枝各6克。

【用法与用量】水煎服，每日1剂。

【功能与主治】行气活血，舒筋活络。主治骨质增生症。

（11）补肾壮筋汤

【药物组成】熟地黄12克，山萸肉、杜仲、当归、茯苓、白芍、牛膝、川断炭、五加皮各9克，青皮4.5克。

【用法与用量】水煎服，每日1剂。

【功能与主治】舒筋活络，补益肝肾。主治骨质增生症。

（12）独活壮筋汤

【药物组成】桑寄生18克，独活、防风、川芎、牛膝各9克，秦艽、杜仲、当归、茯苓、党参各12克，熟地黄15克；白芍10克，肉桂2克，细辛、甘草各3克。

【用法与用量】水煎服，每日服1剂。

【功能与主治】舒筋活络，补肝益肾。主治骨质增生症。

（13）伸筋活血汤

【药物组成】伸筋草、木瓜、没药炭各6克，牛膝、狗脊、秦艽、当归、桑寄生、川断炭、杜仲、白芍各9克，甘草3克。

【用法与用量】水煎服，每日服1剂。

【功能与主治】舒筋活络，通利关节。主治骨质增生症。

（14）八珍汤

【药物组成】人参、白术、白茯苓、甘草各6克，熟地黄15克，当归12克，川芎、白芍各9克，生姜3克，大枣4枚。

【用法与用量】水煎服，每日1剂。

【功能与主治】气血双补，以平补气血为主。主治骨质增生症后期。

（15）十全大补汤

【药物组成】熟地黄、当归各12克，白芍、人参、黄芪、白术、茯苓各9克，肉桂3克，川芎、甘草各6克。

【用法与用量】水煎服，每日1剂。

【功能与主治】补脾益气，滋阴养血。主治骨质增生症。

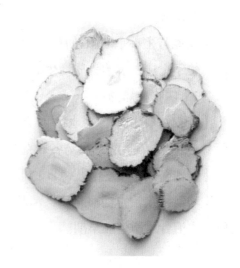

（16）加味苍柏汤

【药物组成】苍术12～15克，黄柏15～25克，牛膝15克，薏苡仁20克，白芷12克，桂枝12克，木瓜15克，皂刺6～12克，独活12克，桑寄生20克，细辛3～5克，木通6～12克，珍珠丹15～25克。

【用法与用量】水煎服，每日1剂，10剂为1个疗程。

【功能与主治】补肝肾、壮筋骨，活血通络，祛痹除痛。主治骨质增生症。

（17）杜仲续断汤

【药物组成】杜仲、续断、秦艽各20克，木瓜、川芎、乳香各10克，炙川乌、苏木、甘草各6克。

【用法与用量】水煎服，每日服1剂，分3次服完，12日为1个疗程。

【功能与主治】补肾益精，强壮腰脊，散寒除湿。主治骨质增生症。

（18）地骨皮汤

【药物组成】地骨皮12克，当归10克，炒甲片6克，泽兰叶1克，炒杜仲10克，川断10克，狗脊10克，稀莶草10克，卫茅12克。

【用法与用量】水煎服，每日1剂，15日为1个疗程。

【功能与主治】滋肾除蒸，壮骨祛痹，消除疼痛。主治骨质增生症所致疼痛。

（19）痹康汤

【药物组成】麻黄、全蝎各3克，黄芪、熟地黄各10克，当归、炒山甲、土鳖虫、骨碎补、杜仲、淫羊藿各10克，炙甘草7克。

【用法与用量】水煎服，每日1剂，分2次服。

【功能与主治】补气血，益肝肾、行气活血，止痛逐痹。主治骨质增生症。

（20）白芍葛根汤

【药物组成】白芍45克，葛根20克，炙麻黄3克，桂枝9克，甘草6克。

【用法与用量】水煎取汁300毫升，每日服1剂，5天为1个疗程。

【功能与主治】养血柔肝，润筋解痉，祛风止痛。主治颈椎病（痹痛型）。

（21）白芍木瓜灵仙汤

【药物组成】白芍30克，木瓜15克，灵仙15克，五加皮6克，当归15克，甘草6克。

【用法与用量】水煎服，每日1剂，早晚2次分服。

【功能与主治】养血舒筋，祛风湿，除痹痛。主治骨质增生症。

（22）白花蛇散

【药物组成】白花蛇4条，威灵仙72克，杜仲72克，当归36克，土鳖虫36克，血竭36克，白芍36克，透骨草36克，防风36克，独活36克，续断36克。

【用法与用量】将诸药共研细末过筛，分成60包，每包5克。每服1包，每日2次，连服1个月为1个疗程。

【功能与主治】祛风通络，活血止痛。主治各种骨质增生症。

（23）白芍木瓜汤

【药物组成】白芍30克，木瓜12克，鸡血藤15克，灵仙15克，甘草12克。

【用法与用量】水煎服。

【功能与主治】补肝肾，柔筋骨，活血化瘀，软坚。主治骨质增生症。

（24）骨刺散

【药物组成】乌梢蛇60克，透骨草、当归、防风、土鳖虫各36克，

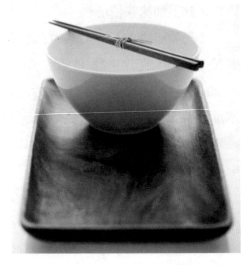

灵仙72克，没药20克，降香20克。

【用法与用量】将诸药共研为细末，装瓶备用或装入胶囊。每次3克，每日服3次。1剂药为1个疗程，重者可连服2剂。

【功能与主治】活血化瘀，祛风通络，软坚止痛。主治骨质增生症及跟骨刺等。

（25）除痹逐瘀汤

【药物组成】葛根30克，当归15克，川芎12克，红花9克，姜黄12克，刘寄奴15克，路路通30克，羌活、独活各9克，白芷12克，威灵仙12克，桑枝30克，胆南星9克，白芥子9克。

【用法与用量】水煎服，每日1剂，服6剂停药1日，12剂为1个疗程。

【功能与主治】祛风、散寒、除湿、化痰、止痛。主治颈椎骨质增生症。

（26）丹蚕米壳汤

【药物组成】丹参30克，赤芍20克，鸡血藤25克，米壳30克，蚕沙30克，元胡20克，防风15克，泽兰叶30克，猪苓10克，云苓20克。

【用法与用量】水煎服，分4次口服，连服9剂为1个疗程。

【功能与主治】活血化瘀，利湿，通络止痛。主治颈椎病。

（27）定眩汤

【药物组成】天麻、半夏、全蝎、僵蚕各9克，白芍、夜交藤各24克，勾藤20克（另包后下），茯苓15克，丹参30克。

【用法与用量】水煎服，每日1剂，分2~3次服完，15日为1个疗程。停药2~3日，可继续下1个疗程。

【功能与主治】平肝定眩，舒筋醒脑。主治椎动脉型颈椎病。

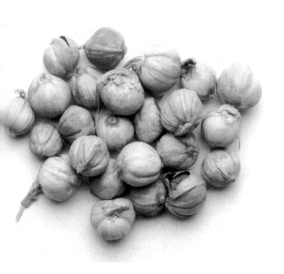

（28）二仙壮骨丸

【药物组成】黄芪、淫羊藿各7.5%，海风藤、土茯苓、生薏苡仁各5.25%，桑寄生、五加皮、稀莶草、红藤、鸡血藤、何首乌、枸杞子各3.5%，怀牛膝、鹿衔草、杜仲、松节、骨碎补、木瓜、肉苁蓉、海桐皮、当归各2.6%，羌活、防风、蔓荆子、独活、威灵仙、秦艽、蚕沙、乌梢蛇、三七、丹参、仙茅各1.75%，细辛、桂枝各占1.05%。

【用法与用量】将诸药物共研为细末，和匀，用冷开水泛为小丸，晒干或低温干燥，即成。每日服6克，日服3次，3个月为1个疗程。

【功能与主治】温经散寒，祛风除湿，活血化瘀。主治各种骨质增生症。

（29）皂刺汤

【药物组成】皂刺50克，当归、红花、山茱萸各10克，川芎15克，鸡血藤30克，威灵仙12克。

【用法与用量】每日1剂，水煎2次，早晚分服。

【功能与主治】养血柔筋，活血通络，祛风除湿，活血止痛。主治各种骨质增生症。

（30）助阳化瘀汤

【药物组成】杜仲15克，淫羊

藿12克，肉苁蓉18克，补骨脂10克，鹿衔草、当归各12克，丹参30克，红花、莱菔子各10克。

【用法与用量】水煎服，每日1剂。

【功能与主治】补肝益肾，助阳化瘀，通络除痹。主治骨质增生症。

（31）骨刺丸

【药物组成】白芍、木瓜、玉米各30克，制川乌、制草乌、红花、甘草各10克，当归、秦艽、威灵仙、川牛膝、狗脊、续断、草薢各15克，细辛、天南星各6克。

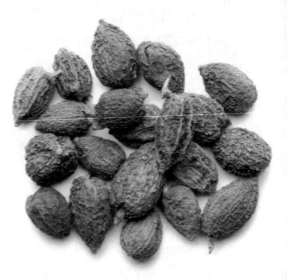

【用法与用量】诸药粉碎成细粉末状，炼蜜为丸，每丸9克。每次1丸，每日服2次，30日为1个疗程。

【功能与主治】活血散瘀，祛风除湿，补肝肾，强筋骨，温经散寒，通利关节，消肿止痛。主治骨质增生症。

（32）骨宁丸

【药物组成】牛膝（酒炒）60克，杜仲（酒炒）、木瓜、威灵仙（盐、酒炒）、狗脊（酒浸）各30克，川断（盐炒）10克，寻骨风、葛根各30克，川芎20克，砂仁、白芥子各15克，白芍60克。

【用法与用量】诸药共粉碎为细末，炼蜜为丸，每丸9克，每次1丸，每日服3次，连服3个月为1个疗程。

【功能与主治】补肝肾，强筋骨，

舒筋通络，除痹止痛。主治各种骨质增生症。

（33）骨质灵

【药物组成】鹿衔草20克，骨碎补10克，威灵仙12克，乌梅10克，赤芍10克，白芍20克，鸡血藤15克，甘草5克。

【用法与用量】水煎服，并以药渣热敷患处。每日1剂，15日为1个疗程。

【功能与主治】消炎止痛、萎缩骨刺。主治骨质增生症。

（34）消骨质增生散

【药物组成】伸筋草、威灵仙各90克，木瓜、牛膝、血力花、制乳香、制没药各45克，制马钱子30克，白花蛇5条，肉桂45克。

【用法与用量】诸药共研细末，

每次服 3 克，黄酒 30 毫升为引。每日服 2 次。

【功能与主治】温经通络，除痹止痛。主治腰椎、颈椎、跟骨等处骨质增生症。

（35）益肾化瘀散结汤

【药物组成】水蛭 6 克，牛膝 15 克，姜黄、桃仁各 10 克，甲珠 20 克，鹿角霜 10 克，乳香、没药各 5 克，骨碎补 20 克，菟丝子 12 克，独活、威灵仙各 10 克，狗脊 15 克，白附子 10 克，杜仲 12 克。

【用法与用量】水煎服，每日 1 剂。

【功能与主治】益肾化瘀散结，除湿止痛。主治脊椎骨质增生症。

（36）四虫散

【药物组成】全蝎、炙土元、炮山甲各 90 克，蜈蚣 30 条。

【用法与用量】诸药共研为细末，装入胶囊。每次服 6 克，每日服 2 次，服完 1 剂为 1 个疗程，休息数日，可继续服下 1 个疗程。

【功能与主治】舒筋活络，逐风搜邪，通痹镇痛。主治骨质增生症。

（37）通痹汤

【药物组成】制川乌 15 克，制草乌 15 克，全蝎 10 克，骨碎补 15 克，白芥子 5 克，白芷 15 克，鸡血藤 30 克，紫草茸 6 克，熟地黄 30 克，麻黄 6 克。

【用法与用量】水煎服，每日 1 剂。

【功能与主治】适用于颈椎病。

（38）芍葛汤

【药物组成】白芍 30 克，葛根、威灵仙各 20 克，白芷、秦艽、当归各 12 克，川芎 9 克，细辛 3 克。

【用法与用量】水煎服，每日服 1 剂。

【功能与主治】散寒除湿，活血通络。适用于颈椎病。

（39）补肾祛瘀通络汤

【药物组成】当归、骨碎补、杜仲、淫羊藿、龟板、鹿角霜、防风各 10 克，川芎、土鳖虫、桂枝各 7 克，鸡血藤、熟地黄、煅龙骨、煅牡蛎、葛根、黄芪、威灵仙各 1.5 克，细辛 3 克。

【用法与用量】水煎服，每日服 1 剂。

【功能与主治】补肾、养血、祛瘀。适用于颈椎病。

（40）独活寄生汤

【药物组成】独活 6 克，桑寄生

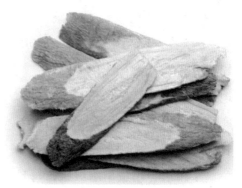

18克，秦艽12克，防风6克，川芎6克，牛膝6克，杜仲12克，当归12克，茯苓12克，党参12克，熟地黄15克，白芍1克，细辛3克，甘草3克，肉桂2克。

【用法与用量】水煎服，每日服1剂。

【功能与主治】补养肝肾，宣痹活络。适用于颈椎病。

（41）疏风养血汤

【药物组成】天麻1克，珍珠母30克，生白芍30克，生甘草15克，葛根12克，丹参20克，钩藤15克，金银花藤20克，桑枝10克，秦艽12克，僵蚕10克，片姜黄10克。

【用法与用量】水煎服，每日1剂，日服3次。

【功能与主治】平肝熄风，清热祛湿。适用于风阳上扰，湿热内蕴型颈椎病。

（42）搜风通络汤

【药物组成】葛根20～30克，全蝎10～12克，蜈蚣2条，乌蛇13～15克，赤芍13～15克，川芎13～15克，自然铜13～15克，穿地龙13～15克，木瓜13～15克，鹿衔草30克，黑木耳10～12克，甘草6克。

【用法与用量】水煎服，每日1

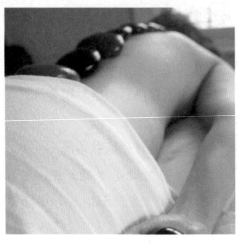

剂，日服2次。

【功能与主治】搜风通络。适用于颈椎病。

（43）人参益气汤

【药物组成】黄芪20克，炙甘草10克，升麻10克，五味子15克，柴胡12克，生甘草10克，人参5克，白芍12克。

【用法与用量】水煎服，每日1剂，日服2次。

【功能与主治】益气通络。适用于颈椎病。

（44）加味四物汤

【药物组成】当归15克，熟地黄12克，白芍10克，川芎12克，五味子10克，麦冬12克，党参20克，黄柏10克，黄连15克，知母10克，杜仲12克，牛膝15克，苍术12克，黄芪20克。

【用法与用量】水煎服，每日1

剂，日服 2 次。

【功能与主治】搜风通络。适用于颈椎病四肢痿软症较重者。

（45）温经通络汤

【药物组成】全蝎、乌梢蛇、制草乌各 6 克，桂枝、桃仁、红花各 10 克，羌活、独活、秦艽、川芎、赤芍各 12 克，当归 15 克，黄芪 20 克，乳香、广木香、威灵仙各 15 克，甘草 6 克。

【用法与用量】水煎服，每日 1 剂，10 日为 1 个疗程；轻者 1 个疗程可愈，重者服用 1 个疗程后，休息 2 日再服 1 个疗程。

【功能与主治】温经通络。适用于颈椎病。

（46）消晕饮

【药物组成】天麻 12 克，钩藤 12 克，蔓荆子 12 克，当归 9 克，川芎 9 克，生白芍 12 克，首乌 12 克，丹参 12 克，白菊花 12 克，青葙子 12 克，生龙骨 12 克，生牡蛎 15 克，石决明 20 克。元胡 12 克，姜黄 12 克，杜仲 15 克，桑寄生 12 克。

【用法与用量】头煎时，先将生龙骨、生牡蛎、石决明加水，煮沸 15 分钟，再加入天麻、蔓荆子、川芎、当归、生白芍、首乌、丹参、青葙子、元胡、姜黄、杜仲、桑寄生煮沸 10 分钟，再加入钩藤、白菊花继续煮沸

3 ~ 5 分钟，最后取其汤药服用。二煎、三煎将上药煮沸 10 ~ 15 分钟即可。每日 3 次。同时，可以根据症状辨证加减。呕吐，加竹茹 12 克，半夏 12 克；烦躁不安，加琥珀 1.5 克，研末冲服；小便黄赤，加车前子 12 克，茯苓 12 克。

【功能与主治】适用于颈椎病。

（47）颈痹痛汤

【药物组成】黄芪 30 克，葛根 30 克，白芍 30 克，川芎 10 克，淫羊藿 15 克，桂枝 1 克，当归 12 克，秦艽 15 克，鹿衔草 12 克，姜黄 15 克，鸡血藤 30 克，地鳖虫 12 克，何首乌 25 克，制川乌、制草乌各 12 克，鹿角胶烊化 12 克。

【用法与用量】水煎服，每日 1 剂，分早晚服。

【功能与主治】适用于颈椎病。

总而言之，治疗颈椎病的方剂很多，尚有不少单方、验方，均有一定疗效。需要指出的是患者不可盲目选方，应在医生指导下用药。

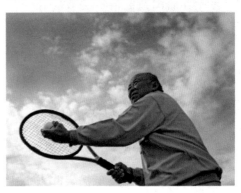

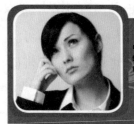

颈椎病的预防
与康复护理

有效预防颈椎病的发生、发展，需要采取多种措施，如改善与调整睡眠姿态，纠正与改变工作中的不良姿势，注意饮食合理搭配，注重形体锻炼，防止病邪侵害等。

一、颈椎病的预防

颈椎病易患人群

颈椎病易患人群有以下几类：

 中老年人

中老年患者的发病率最高，据统计，颈椎退变的发病在中年时为50％，至70岁以后，可达100％。首先是颈椎间盘的退变，髓核水分减少，弹性下降，纤维环纤维变性破裂，退变后的椎间盘很容易造成损伤而促使颈椎病的发生。其次为骨质增生，多发生在肌肉及韧带、关节囊等附着部，在颈椎上多出现在关节突、钩突关节部及椎体的软骨缘。另外尚有韧带的退变，如黄韧带肥厚、前后纵韧带骨化、项韧带劳损钙化。

2 从事特定职业的人员

处于坐位，尤其是伏案低头工作

的人员，颈椎病的发病率特别高。这类人员常常从事刺绣、缝纫、计算机操作、录入、编辑、雕刻、写作、绘图、仪表修理、化验、校对等工作。长期低头伏案工作，易造成颈后部的肌肉、韧带劳损，椎管的内外平衡紊乱，椎间盘受力不均，从而加速发病。同理，长期从事头颈部朝一个方向旋转职业的人，如射击运动员、教师、

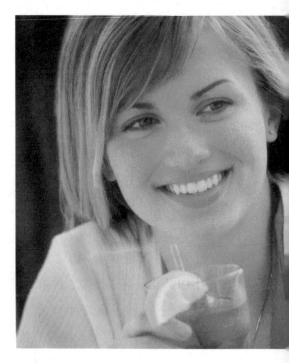

交通警察、纺织工等，亦易引起颈椎劳损，发生颈椎病。

3 接触特定环境的人员

随着我国人均寿命的延长及计算机、空调、汽车的广泛使用，人们屈颈和遭受风寒湿邪的机会不断增加，颈椎退变加快，颈椎病的发病率不断上升，且发病年龄不断提前。

长期处于低头工作的人，如财会人员、银行职员、计算机操作人员等，且处于空调环境中，患颈椎病的概率相当高。

对矿下作业的人员与地面工作人员比较，在矿井这样湿潮寒冷环境中工作的井下工人，颈椎病发病率比地面人员高得多。这不仅因为矿下潮湿，还与空气浑浊易感咽喉炎有关。其他人群如中小学教师、演员、歌唱家，常与化学气体接触者等，因易感咽喉炎，发生颈椎病的概率也较高。

4 睡眠姿势不佳的人员

当枕头过高、过低或枕头部位不适当时，不良睡眠姿势持续时间较长又不能及时予以调整时，易造成椎旁肌肉、韧带、关节平衡失调，张力大的一侧易疲劳而产生不同程度的劳损。因此，除喜欢卧高枕及有反复落

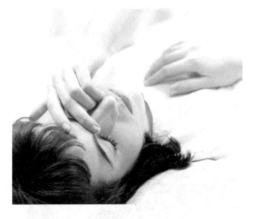

枕病史者易患颈椎病外，躺着看书、看电视等日常生活中不良姿势过多的人，也易发生颈椎病。

5 有伤病史的人员

由于交通事故、慢性损伤导致的颈椎损伤，往往诱发颈椎病。外伤后的颈椎病年轻人较为多见，如体育活动中不适当的运动超过了颈部耐受量，军事训练中失手造成的颈部意外创伤等，往往会导致损伤后的椎间盘、韧带不能修复而发病。

6 先天疾病患者

有颈椎先天性畸形者，如先天性椎管狭窄、先天性椎体融合、颈肋和第7颈椎横突肥大等，易患颈椎病。咽喉部炎症时也可诱发颈椎病。

颈椎病的预防，应从病因及发病诱因两方面采取措施，以有效地降低发病率和防止已治愈患者的复发。

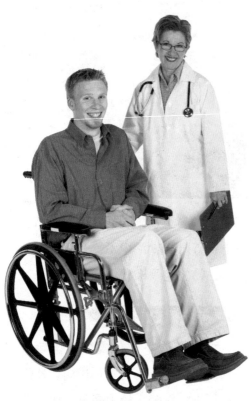

颈椎病预防原则

1 注重形体锻炼

预防颈椎病的形体锻炼，要重在颈背肌群的锻炼及平衡运动的锻炼。运动锻炼的目的，可以促进脊柱及其周围组织的血液循环和代谢，加强对代谢产物及某些因素造成的局部的炎性反应及炎性产物的及时排除，保证其正常的生理功能。进行有序的、适当的运动锻炼，还可以增进脊柱内外肌肉、韧带的活力，减少其疲劳，从而加强脊柱的内外稳定性，有效地防止颈椎病的发生。

2 注意姿势体位

人体的姿势和体位与脊柱的活动密切相关，长期的不良姿势和体位，容易引起肌力失调，破坏脊柱的力学平衡，甚至导致脊柱的结构性改变；而正确的姿势则可减轻颈部的疲劳程度，当然也有利于颈椎病的防治。

3 调摄日常生活

日常生活调摄，主要包括精神调摄、饮食调养、起居调理三个方面。

（1）重视精神调摄，常使精神情志安静愉快（即静神），是预防颈椎病的基本原则之一。

（2）饮食是生命活动的基本需要，调理得当，不仅能维持正常的生命活动，提高机体的抗病能力，还可以对某些疾病起到治疗作用。饮食不节或调理不当，则可诱发颈椎病。因此，饮食的合理调养、适当有节亦是预防颈椎病的重要环节。

（3）注意日常起居调理，有规律的生活和工作，有利于颈椎健康。

4 防止病邪侵害

慎避外邪是预防养生学的一项重要原则，做好劳动保护、防范外伤等均为预防颈椎病的重要措施。

5 运动锻炼

（1）坚持颈背腰部按摩和适当活动，强调运动锻炼应当是全身的运动，而不仅仅是颈部的。

（2）积极参加各类文体活动，有选择地进行各种舞蹈、体操、球类、游泳及传统健身术的锻炼，增强颈背腰的肌力，防止肌肉损伤及其他疾病的产生。

（3）重力劳动及剧烈运动前，要先活动颈腰背部，以使局部放松，防止扭伤。

（4）剧烈运动后不宜立即吹电风扇或冷水浴。

6 劳动防护

（1）劳逸结合、工作有计划、有步骤，避免过度紧张、劳累，以防积劳成疾。

（2）从事长期坐位或站位工作的人，应定时活动颈项及腰背部的肌肉、关节，以疏通筋脉，防止颈腰背肌肉过度疲劳而发病。

（3）定期进行身体检查，及时发现或防治各种颈椎病。

7 家庭中应避免潮湿及寒冷

低温及高湿度亦与颈部疾患的发生与发展密切相关，因此在家庭中应避免此种不良刺激尤应注意以下两点：

（1）气候变化时，防止受凉：除应注意在初夏或晚秋的户外休息时，由于气温多变，易受凉而引起颈部肌肉痉挛或风湿性改变外，更应避免在空调环境下冷风持续吹向身体，特别是头颈部，可以造成颈椎内外的平衡失调而诱发或加重症状。

（2）避免潮湿环境：室内环境过于潮湿，必然易引起排汗功能障碍，并易由此引起人体内外平衡失调而诱发颈椎病，以及其他骨关节疾患。因此，应设法避免潮湿环境。

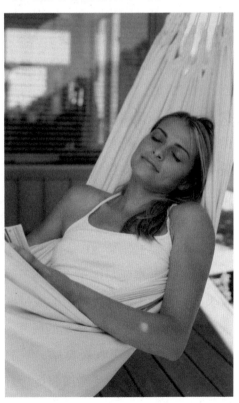

办公室人员颈椎病的预防

办公室人员（尤其是对那些长期从事会计、写作、编校、录入等职业的人）由于工作的关系，长期低头伏案，使颈椎处于长时间的屈曲位或某些特定的体位。这样不仅使得颈椎间盘内所承受的压力较自然仰伸位大，而且也使颈部的肌肉处于长时间的非协调性受力状态，造成颈部肌肉韧带的劳损，使颈椎的生理曲度改变，小关节增生和退变，从而导致颈椎病的发生。因此，办公室工作人员必须采取有效的措施预防颈椎病。

1 要养成良好的姿势

（1）坐姿：臀部要充分接触椅面，双肩后展，脊柱正直，两足着地。伏案工作时头部略微前倾，两肩之间的连线与桌缘平行，前胸不受压迫，使头、颈、肩、胸保持微微绷紧的正常生理曲线。将桌椅高度调到与自己身高比例合适的最佳状态，最好定制一与桌面倾斜 10°～30° 的台板，或可升高或降低桌面与椅子，有利于调整坐姿，避免头颈部过度后仰或过度前屈。以减轻长时间端坐引起的疲劳。

（2）站姿：应收腹挺胸，双肩撑开并稍向后展；双手微微收拢，自然下垂；下颌微微收紧，目光平视；后腰收紧，骨盆上提，腿部肌肉绷紧、膝盖内侧夹紧，使脊柱保持正常生理曲线；从侧面看，耳、肩、髋、膝与踝应连成一条垂线，有一种在微微绷紧中轻松自如的感觉。

（3）走姿：双脚尽量走在一条直线上，走时脚跟先着地、脚掌后着地，并且胯部随之产生一种韵律般的轻微扭动，双手微微向身后甩，如行云流水，风度翩翩。

（4）卧姿：选好枕头，以中间低、两端高的元宝枕为佳，有利于保持颈

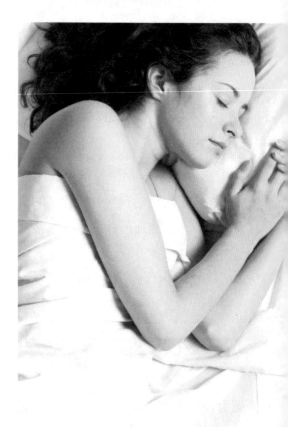

椎前凸的生理体位。睡时以右侧卧为宜，应是侧卧时自耳到同侧的肩外缘的高度，以保持颈部的固有位置。仰卧时，枕头放置在头与肩部之间，从而使颈椎的生理前凸与床面之间的凹陷正好得以填塞。

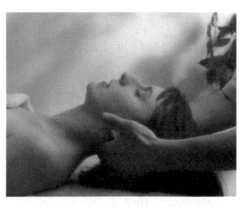

2 常做伸颈运动

采取坐或站的姿势，坐时两手掌放在两大腿上，掌心向下；站时双脚分离与肩同宽，两手臂放在身体两侧，指尖垂直向下。做伸颈运动时两眼平视前方，全身自然放松。开始时缓慢抬头向上看天，尽力把头颈伸长到最大限度，并将胸腹一起向上伸；随后将伸长的脖颈慢慢向前向下运动，好似公鸡啼叫时的姿势；接着再缓慢向后向上缩颈。每个连续动作算1次，各人可结合自己的不同情况每日可做十几次。伸颈运动可使颈椎得到锻炼，加快血液循环，改善颈部肌肉韧带的弹性，使肌肉韧带变得强壮，并能使骨密度增加，预防骨质疏松，从而减少颈椎病的发生。

3 经常耸肩

正确的耸肩方法是，头要正直，挺胸拔颈，两臂垂直于体侧，然后两肩同时尽量向上耸起。两肩耸起后，停1秒，再将两肩用力下沉。一耸一沉为1次，每日做100～120次。这种简单的耸肩活动，可起到按摩颈椎、促使颈肩部血流畅通的舒筋活血作用。

4 常拍肩膀

在工作之余，自己做左手握拳拍右肩膀，右手握拳拍左肩膀，可连续拍打20下。拍肩时的震动和刺激，可使肩颈肌得到松缓，消除对神经根的压迫，解除生理、心理紧张程度。

5 避免长时间低头

如伏案办公、使用电脑等，应每隔20～30分钟左右进行颈部放松运动，最好每隔1小时能站起来活动一下，伸伸腰、扩扩胸、踢踢腿、看看窗外远处景物，呼吸一下新鲜空气。

6 自我按摩

（1）按揉枕大神经：双拇指置

于枕骨结节下缘旁,力度由小至大地按揉,当有酸麻胀的感觉时再揉10 ~ 15秒。

(2)五指推颈:五指从头顶百会穴向后下推至大椎穴,然后再推回百会穴,反复10 ~ 15次。

(3)交叉摩颈:以手掌侧置于一侧风池穴,用力摩向对侧风池穴,反复15次,可双手交替进行。

(4)按揉颈肌:用双手拇指、示指交替从枕骨至颈椎的正中及两旁韧带进行按揉10 ~ 15次。

(5)提拿颈肌:用拇指、示指从风池开始,自上而下提拿至肩井穴5 ~ 10次。

(6)头颈屈伸:双肩放松,头前屈后伸,速度宜慢,幅度由小到大反复10次。

(7)头颈侧屈:双肩放松,头部左右侧屈,速度宜慢,幅度上小到大反复10次。

(8)双肩耸高:双肩用力向上耸高,像要把头缩进颈部,然后再把肩用力向下拉,反复10次。

(9)拍揉颈肩:用手轻轻地拍打及揉按颈肩部10 ~ 20次。

7 颈部保健

要防止颈椎病的发生,除了要纠正不良姿势、注意防潮、防冷外,还应积极加强锻炼,经常活动颈部。

(1)双掌擦颈:十指交叉贴于后颈部,左右来回轻轻摩擦30次。

(2)左顾右盼:头先向左转再向右转,幅度宜大,速度适中,自觉酸胀为宜,反复30次。

(3)前后点头:头先前再后,前俯时颈项尽量前伸拉长,反复30次。

(4)旋肩舒颈:双手置两侧肩部,掌心向下,两臂先由后向前旋转20 ~ 30次,再由前向后旋转20 ~ 30次。

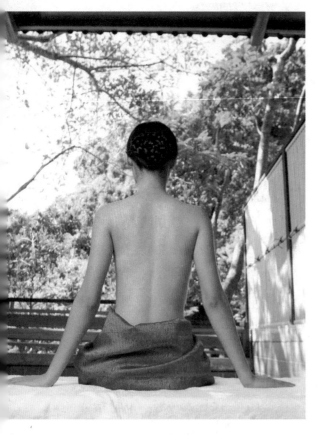

（5）颈项争力：两手紧贴大腿两侧，两腿不动，头转向左侧时，上身旋向右侧；头转向右侧时，上身旋向左侧，反复10次。

（6）摇头晃脑：头向左一前一右一后旋转5次，再反方向旋转5次。

（7）头手相抗：双手交叉紧贴后颈部，用力向前顶头颈，头颈则向后用力，互相抵抗5次。

（8）翘首望月：头用力左旋，并尽量后仰，眼看左上方5秒，复原后，再向右旋转，眼看右上方5秒。

（9）双手托天：双手上举过头，掌心向上，仰视手背6秒。

（10）放眼观景：手收回胸前，右手在外，劳宫穴相叠，虚按膻中穴，眼看前方5秒，收操。

司机颈椎病的预防

随着有车族的增多，与之相关的疾病也多了起来。由于人体颈椎神经、血管集中，一旦受损会给驾车者的工作、生活带来极大影响。

驾车者在驾驶时，要调整好自己的坐姿，并将座椅调节到一个合适的位置，使整个脊柱的四个生理弯曲能充分依附在座椅靠背上。

（1）防止追尾撞击事故中的颈

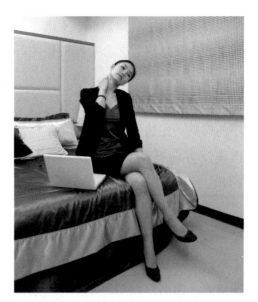

椎伤害，关键在于发生撞击事故时让驾车者和乘客的头部和上身一起和谐地运动。测试表明在座椅头枕有足够的高度，身体、头部都有效接触座椅及头枕的情况下，碰撞给车带来的加速度，将通过座椅靠背及头枕同时传递给身体和头部，从而有效降低碰撞时对颈椎的伤害。换句话说，乘车过程中我们要尽量保持整个身体（包括头部）与座椅的充分接触。

（2）驾车过程中，前倾、直坐都不是最健康的驾车姿势，驾车者因尽量保持微微后倾、后颈部有座椅靠背扶托的姿势，如汽车座椅设计不合理，可使用U型颈舒枕等辅助物品。

（3）可以利用等待红灯的时间，做一些保健活动。

①把两手的手指互相交叉，放在

颈部后方，来回摩擦颈部数十次，令颈部的皮肤发热后，会有很放松的舒适感觉。

②将头部进行前、后、左、右顺序的摇晃。先这样将头部摇晃1周，再向反方向摇动一周。左、右各做10次。

③头保持正、直，挺胸拔颈，两臂垂直于体侧，然后两肩同时尽量向上耸起（注意不是缩颈），让颈肩有胀热感。两肩耸起后，停1秒，再将两肩用力下沉。正确的耸肩，既能让部肩部自身得到活动，又能用肩部去按摩颈椎，从而起到舒筋活血的作用。

（4）长途驾驶中最多两个小时需要进行一定休息，或和同伴轮流驾驶。

（5）调整座椅高度（或增加坐垫），让自己感觉舒适、自然。

（6）无论驾车或乘车均应养成系安全带的习惯，防止身体突然冲撞时有较大位移。

老年性颈椎病的预防

颈椎病的症状是由于颈神经根受到压迫或刺激而出现的，造成这种病的原因有许多，但较多的是年龄增大带来的生理性退行性改变。

临床发现，得这种病的人绝大部

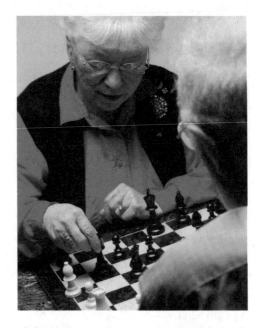

分年龄在40岁以上。这是因为很多人在进入中年后，由于活动量的减少，肌肉力量逐渐变小，韧带弹性逐渐变弱，软骨也逐渐老化，颈椎部分就出现骨质增生，有的形成骨刺突向椎间孔，使受累的椎间孔明显变窄或变小，增生的骨质或骨刺刺激了颈部神经根周围的软组织，使软组织肿胀、间接压迫神经根，而使神经根支配区域出现疼痛和麻木症状，当患者头部向某一侧活动时，往往立即出现放射性疼痛症状。

如果老年人经常使颈部和上肢用力于一侧，长期处于相对的紧张收缩状态，使两侧肌肉和韧带张力产生不平衡，这样慢性刺激也会促进一侧的骨质增生。

老年人应该注意增强体育锻炼以防止颈椎病的发生。

1 注意睡眠体位

卧床休息或睡眠时，最好采用质地优良、软硬适中的枕头，以维持颈椎的生理弧度。枕头高度一般在10～15厘米、宽度为25～30厘米、长度为56～60厘米。枕头太高或太低往往会使颈椎长期处于前屈或后仰位，造成软组织劳损和扭伤。颈椎病症状较重者，应适当卧床休息1～2周。

2 颈椎牵引

在卧室内，可在门框上或床头上安装一根带一个滑轮的立竿，滑轮上穿一根绳子，绳子的一端拴上沙袋或哑铃，重量从4千克开始，逐渐增加至10千克。绳子的另一端接牵引袋。患者取坐位，颌与枕套在牵引袋内。牵引时头前倾20°左右，每日牵引1～2次，每次30分钟左右。此法对合并高血压者慎用。

3 医疗体操

对老年颈椎病患者来说，选择适宜的运动项目进行锻炼既是一种治疗方法，又是一种极为重要的巩固疗效的手段。运动锻炼在某种程度上要比药物治疗好。因颈椎部是整个脊椎活动范围最大的部位，但在日常生活中却极少有机会活动到最大幅度。而老年颈椎病患者，由于颈椎老化及退行性改变影响了它的生理功能，并引起一系列临床症状。通过运动锻炼，可使老年患者的颈部生理功能得以增强，症状得以消除。

治疗老年颈椎病的运动很简单，每日早晚1次，每次10分钟左右。具体方法如下：

（1）左顾右盼：取站位或坐位，两手叉腰，头颈轮流向左、右旋转。每当转到最大限度时，稍稍转回后再超过原来的幅度，两眼亦随之尽量朝

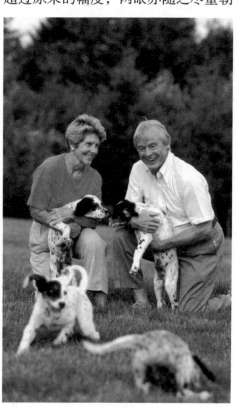

后方或上方看。两侧各转动10次。

（2）仰望观天：取站位或坐位，两手叉腰，头颈后仰观天，并逐渐加大幅度。稍停数秒后还原。共做8次。

（3）颈臂抗力：取站位或坐位，双手交叉紧抵头后枕部。头颈用力后伸，双手则用力阻抗，持续对抗数秒后还原。共做6~8次。

（4）转身回望：取站位，右前弓步，身体向左旋转，同时右掌尽量上托，左掌向下用力拔伸，并回头看左手。还原后改为左前弓步，方向相反，动作相同。左右交替进行，共做8~10次。

（5）环绕颈部：取站位或坐位，头颈放松转动，依顺时针方向与逆时针方向交替进行。共做6次。

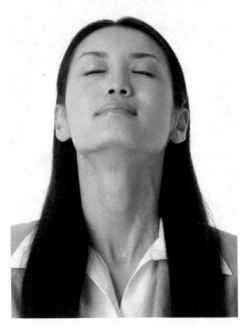

上述各节医疗体操的动作要领是，速度缓慢，幅度逐渐加大；每做完一节后，自然呼吸，间歇片刻后再做下一节。引起症状的动作方向需逐步适应，顺势而动。

4 自我按摩

（1）按揉法：端坐或站立，用患侧手的手掌大鱼际肌或大拇指的指腹按颈部肌肉，由上而下做螺旋性按揉，然后再用健侧的手指做同样的按摩动作。

（2）提捏法：用大拇指及四指的合力提捏颈后部肌肉，由上而下，反复进行6~10遍。

（3）点穴法：用两手的大拇指，按压风池穴及颈肌痛点阿是穴，用点压和按揉手法。

5 忌用过硬的枕头

特别是年纪大的人，选择枕头要硬度适中，且要稍有弹性。过硬的枕头会使枕头与人的头部接触面缩小，压强增大，从而导致头皮不舒服。

6 忌用高枕及枕颈部靠着阅读

对于年轻人来说，经常喜欢用高枕及枕颈部靠着阅读。骨科专家指出，这种习惯不利于颈部的自我保护。

影响颈椎病的不良习惯

有些人经常会躺在沙发上午休，殊不知，脖颈靠在高高的沙发侧边（相当于高的枕头），天长日久也会导致颈椎病。

1 忌午休趴着睡觉

夏天，人非常容易疲倦，中午都想小憩一会儿，但我们常看到一些上班族在座位上耷拉着脑袋就睡着了，殊不知这样睡觉给颈椎带来的伤害非常大。专家提醒大家，午休或在车上睡觉时：第一，不提倡向前趴着睡觉，可采取向后仰躺的姿势稍事休息；第二，一定要为颈椎找到扶托点。

2 忌常穿吊带裙

每逢夏天，部分女性特别爱穿吊带裙，特别是在空调环境办公的女性，长时间穿吊带裙对颈椎健康不利。专家指出，穿吊带裙的人会使颈部不自主地前屈，使颈部肌肉紧张、痉挛，日子久了，就会导致病变的椎体增生、韧带钙化等，刺激或压迫相邻的神经根血管，加重颈椎负担，从而诱发颈椎病。

3 忌长期服用舒筋活络药物

如果患者长期服用舒筋活络药

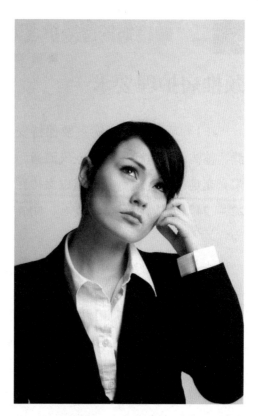

物，不但对颈椎病无效，可能还会引起其他方面的不适。

4 忌歪着脖子打电话

有的人喜欢用脖子夹电话边工作边讲话，这个动作对颈椎的损伤非常大。从生理结构上讲，人体的颈椎侧弯角度不可能太大，要夹住听筒对颈部来说是一个高难度的动作。如果较长时间保持一种使颈椎很费力的姿势，极易造成颈椎病。歪着脖子打电话，会压迫颈部动脉，使从颈部到脑部的血液循环受到一定程度阻碍，容易导致脑部功能失调。

二、颈椎病的康复护理

颈椎病护理要求

（1）环境要求：病室要保持安静、整洁、舒适、干燥，空气流通，阳光充足，温度适宜。室温以保持在22～24℃为佳，湿度以50%～60%为宜。

（2）心理护理：由于本病病情易反复，愈后亦相差较大，部分脊髓型颈椎病患者愈后不良，故患者普遍存在不同程度的紧张、焦虑感，部分患者还常常担心日后可能瘫痪或生活不能自理。因此应加强对患者的了解，分析和掌握患者的心理，用适当的语言、亲切和善的态度对待患者，帮助其消除顾虑，针对患者的不同心理特点予以安慰、鼓励。耐心向患者讲解颈椎病的发生、发展、转归、预防等知识，帮助患者树立信心，配合医护人员共同战胜疾病。

（3）生活护理：注意防寒保暖，防止感受风邪加重病情。保持良好的生活习惯、工作体位与姿势。适当休息，劳逸结合。

（4）饮食护理：注重营养，科学膳食，多进食补益肝肾的食品。

（5）用药护理遵医嘱给予镇痛

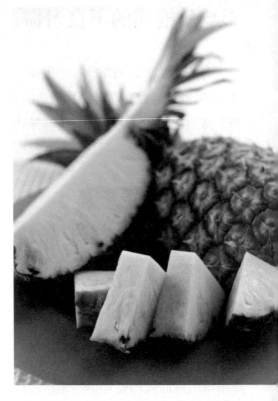

药和扩张血管药治疗。向患者讲解药物的有关用途、治疗作用及注意事项。

（6）出院时的康复指导：

①嘱咐患者注意颈部保暖，避免风寒侵袭。在生活中防止突然回头及颈部用力过猛，睡姿和用枕要合理。

②在工作中要注意劳逸结合，纠正不良的工作姿势，尤其是长期从事伏案工作的人员，一般工作30～60分钟后休息10分钟，进行颈部功能活动。

③有条件者，可做一个与桌面呈15°～30°的斜面工作板或斜面桌使用，以缩短眼睛与桌面的距离，减

少颈椎前屈的程度，使头、颈、胸保持正常的生理曲线，以利颈椎保健和预防颈椎病复发。

颈型颈椎病护理

（1）临床特点：该型最常见，以颈部酸、痛、胀等症状为主，可伴有颈部活动受限。青壮年多见。常于晨起、过劳、姿势不当及寒冷刺激后突然加剧。

（2）护理措施：注意颈部保暖，避免感受寒冷刺激。

注意纠正不良姿势，避免长时间

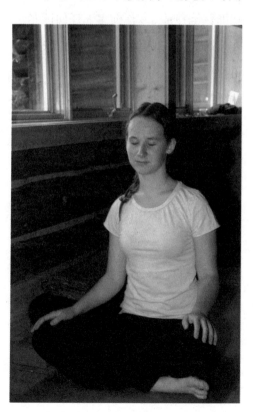

伏案书写或低头工作、看书。

按时休息，避免过度劳累，睡眠时使用低枕。

指导患者做头颈部的前屈后伸、左右侧屈、提肩缩颈、转头伸颈、头绕颈转等运动。但要注意防止突然的前俯后伸动作，以免造成损伤。

神经根型颈椎病护理

（1）临床特点：颈项肩臂疼痛，并有沿颈（脊）神经的窜痛，伴有针刺或触电样麻痛，颈部活动受限及肌肉僵硬。颈椎间盘的膨出、突出，后关节骨质增生、钩椎关节骨刺形成、关节的松动及移位均可造成对脊神经根的刺激和压迫引起上述症状。

（2）护理措施：低枕平卧，注意休息，避免低头过久和过于劳累。

遵医嘱给予颈牵引治疗。牵引重量一般5～8千克，每日1次。每次20分钟。牵引时应随时注意观察患者，如患者面色苍白，出现头晕或头晕加重、心慌、恶心呕吐等应立即停止牵引，让患者平卧休息，报告医生及时处理。

手法整复治疗的护理：手法整复前，应让患者稍作休息，对有思想顾虑或有畏惧情绪的患者，应做好思想工作，排除顾虑。操作时，医护人员要剪短指甲，若在冬季还要注意双手保暖，以免因指甲过长或手冷刺激患者皮肤引起肌肉紧张。一般以饭后 1～2 小时进行治疗为妥，每周 2 次为宜。指导患者正确使用颈部围领：一般在白天使用，夜间和休息时取下。症状减轻后，宜在外出时尤其是乘车时戴上围领。持续使用 2～3 个月，防止长期使用形成依赖性。

指导患者进行功能锻炼：根据动静结合的康复要求，按照病情轻重指导和鼓励患者积极进行相应的颈部医疗体操及肩背部的肌力锻炼。锻炼方法较多，可选用动作简单、容易掌握尤其适合中老年患者的方法：让患者取站立位或坐位，两眼平视，双手叉腰，在深呼吸状态下做头颈部前屈后伸、左右侧屈、左右旋转及左右旋摆，活动颈部关节、肌肉、韧带，并配合上肢前伸、外展、后伸、上举等肩背部功能锻炼。如此反复练习多遍，每次 30 分钟，每日 2 次，一般应安排在早起和晚睡前进行比较恰当。整个过程要求动作轻柔、和缓、稳健有序地进行。运动量的大小因人而异，以患者不感头晕、能够耐受为度。

椎动脉型颈椎病护理

（1）临床特点：眩晕，与颈部体位改变有关；偏头痛，常因头颈部突然旋转而诱发，以颞部为剧，多呈跳痛或刺痛，一般为单侧；耳聋耳鸣，恶心呕吐。约半数患者出现视力障碍、神经衰弱、遇事健忘失眠、多梦症状。部分患者出现猝倒，属突然发作，并有一定规律性，即当患者在某一体位头转动时，突然头昏、头痛，患者立即抱头，双下肢似失控状发软乏力，随即跌倒在地。发作前多无任何征兆，在发作过程中因无意识障碍，跌倒后可自行爬起。

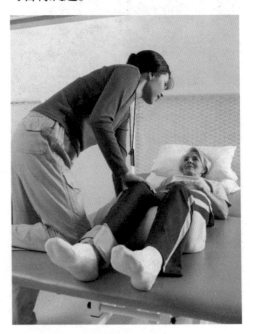

（2）护理措施：应卧床休息，保持病房安静，光线柔和，阳光强烈时可拉上深色窗帘。

多与患者沟通，使之保持乐观情绪，防止情志内伤。

患者走动时需有人扶持，以防晕倒。按摩治疗时手法宜轻，避免突然转动颈部，防止因椎动脉扭曲引起大脑基底动脉缺血。

宜清淡和富于营养的饮食，少食肥甘厚腻的食物。

注意口腔和皮肤清洁，防止发生褥疮。

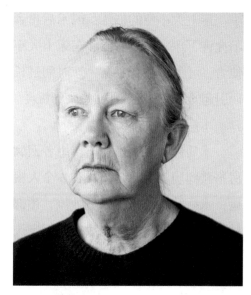

脊髓型颈椎病护理

（1）临床特点：该型较少见，主要压迫或刺激脊髓而出现感觉、运动和反射障碍。疾病呈慢性进行性的四肢瘫痪。下肢症状早于上肢症状。早期双侧或单侧下肢发紧、发麻、僵硬、抬步沉重感，继而出现跛行、易跪倒、步态笨拙，有踩棉花感。严重者肌肉萎缩、四肢瘫痪。疾病初期以尿急、排尿不畅、尿频、便秘为多见，渐而出现尿潴留或二便失禁。

（2）护理措施：该型患者多选择手术治疗。

术前护理：

心理护理：向患者解释病情，让其了解颈椎病的发病是一个缓慢的过程，术后恢复可能需要数月甚至更长的时间，对此应有充分的思想准备。向患者介绍手术程序及治疗成功的病例，以消除其悲观的心理，增强对治疗的信心。

术前训练：颈椎前路手术的患者，术前应指导患者进行气管、食管推移训练，以适应术中牵拉气管、食管的操作。后路手术的患者，因手术中俯卧位时间较长，易引起呼吸受阻，术前应指导俯卧位训练，以适应术中体位。开始每次为30～40分钟，以后逐渐增至3～4小时。瘫痪的患者不宜进行此训练，避免加重脊髓损伤而危及生命。

床上大小便的训练：因术后患者不允许下床，如术前能够在床上大小便者，可免除术后留置尿管时间过长而引起的痛苦及造成尿路感染的机会。

术后护理：

术后体位：手术完毕，患者回病房平移到病床上时必须要有3个人搬运，术后卧硬板床，取平卧位，颈部稍前屈，两侧颈肩部置沙袋以固定头部。每2小时翻身1次。翻身时要3人进行，1人托住固定头颈部，另2人同时翻动以保持头颈部与躯体同一水平位，防止扭曲加重损伤。

保持颈部制动：行植骨固定椎体

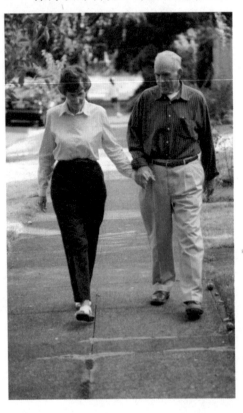

融合的患者，应注意颈部的固定制动。在患者术后搬运时，用围领固定颈部，由专人护送。指导患者在咳嗽、打喷嚏时用手轻按颈前部。术后1周，行头颈胸石膏或支具固定。

密切观察患者脸色及呼吸状况：前路手术中反复牵拉气管且持续时间较长，易使气管黏膜受损水肿，引起呼吸困难。多发生于术后1～3日内，一旦患者出现呼吸困难，张口状急迫呼吸，应答迟缓、口唇发绀等症状，应立即通知医生，做好气管切开及再次手术准备。因此，颈椎手术患者床旁应常规准备气管切开包。

观察伤口出血：颈椎前路手术常因骨面渗血或术中止血不完善而引起伤口出血。当出血量大、引流不畅时，可压迫气管，导致呼吸困难甚至危及生命。因此术后应注意：①观察血压：每0.5～1小时测量血压1次，病情平稳后可改为每4小时1次。②观察伤口敷料有无渗湿，若渗血湿透敷料应及时更换；若量大，应及时报告并协助医生采取止血措施。③保持引流通畅，准确记录引流液前性质和量。④观察颈部有无肿胀：检查颈部软组织的张力。若发现患者颈部明显肿胀，并出现呼吸困难、烦躁、发绀等症状时，应报告医生并协助敞开伤口，剪开缝线，清除血肿。若血肿清除后呼吸仍未改善，应协助医生施行气管切开术。

鼓励患者最大程度自理：协助患者作好生活护理，如穿衣、洗脸、梳头、大小便等。在病情许可的情况下，帮助患者进行颈肩部功能锻炼，逐渐加大活动范围，使患者恢复自理能力。

交感神经型颈椎病护理

（1）临床特点：交感神经受激惹后有头痛、头晕、恶心呕吐、眼球胀痛、心动过速和血压升高等，交感神经抑制症状有头痛头昏、流泪、心动过缓和血压下降等。

（2）护理措施：建立良好的护患关系：以和善、真诚、支持、理解的态度对待患者，耐心地倾听患者的诉说。使患者感受到自己被接受、被关心。

鼓励患者表达自己的情绪和不愉快的感受，有利于护士发现患者的心理问题，制订相应的护理措施，以减少不良刺激，使患者保持情绪稳定。

帮助患者学会放松，经常告之其进步，有利于增强患者的自信心。

鼓励患者进食，帮助选择易消化、富含营养和色香味可口的食物。

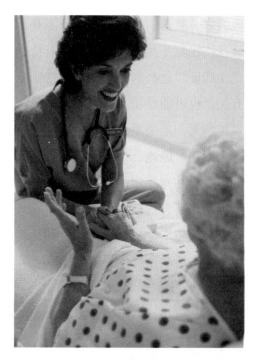

叮嘱患者注意休息，避免过度劳累。

混合型颈椎病护理

在临床工作中，混合型颈椎病也比较常见。常以某一类型为主，其他类型的症状不同程度地合并出现，病变范围、部位不同，其他临床表现也各异。护理措施可参照上面各型。

中老年颈椎病的保健疗法

中老年人的机体已发生了一系列生理性退变，无论是颈椎或是全身其他器官、脏器，这种退变无所不在。而且往往除了颈椎病外，尚有其他中老年病证。这些病证可能与颈椎病变有关，也可能是相互影响的，或虽与颈椎病无一定关系，但对身体素质有一定影响。因此，中老年人活动颈部的体操应注意一定的运动强度和运动量，动作不宜过多，活动时间也不宜过长，以免发生意外。下面介绍几套中老年人活动颈部的保健体操。

1 中老年人颈椎病保健体操一

立姿，两手拇指顶住下颌，慢慢往后抬，使头部保持仰伸状态，坚持6～10秒，重复6次。

立姿，用一手绕过头顶，置于对侧耳部，来回向左、右方向扳头部，坚持6～10秒。左、右交替，各重复3次。

立姿，两手十指交叉抱头后部，使劲将颈部往前拔，坚持6～10秒。重复6次。

上述动作若每日能做1～2次，坚持数年不断，对中老年人放松颈部、减缓颈椎部位的退变、预防颈椎病是极有帮助的。

2 中老年人颈椎病保健体操二

左顾右盼：取站位或坐位，两手

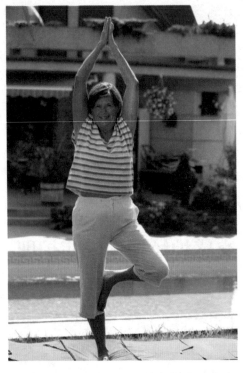

叉腰，头颈轮流向左、向右旋转。每当转到最大限度时，稍稍转回后再超过原来的幅度。两眼亦随之尽量朝后方或上方看，两侧各转动10次。

仰望观天：取站位或坐位，两手叉腰，头颈后仰观天，并逐渐加大幅度。稍停数秒后还原，共做8次。

颈臂抗力：取站位或坐位，双手交叉紧抵头后枕部。头颈用力后伸，双手则用力阻之，持续对抗数秒后还原。共做6～8次。另一种方法是：取站位或坐位，两手于头后枕部相握。前臂夹紧两侧颈部。头颈用力左转，同时左前臂用力阻之，持续相抗数秒后放松还原，然后反方向做，各做 6 ～ 8 次。

转身回望：取站位，右前弓步，身体向左旋转，同时右掌尽量上托，左掌向下用力拔伸，并回头看左手。还原后改为左前弓步，方向相反，动作相同。左右交替进行，共做 8 ～ 10 次。

环绕颈部：取站位或坐位，头颈放松转动，依顺时针方向与逆时针方向交替进行，共做 6 次。

上述各节的动作要领是速度缓慢，幅度逐渐加大；每做完一节后，自然呼吸，停歇片刻后再做下一节。引起症状的动作方向需逐步适应，顺势而动。

3 中老年人颈椎病保健体操三

姿势：两脚分开与肩同宽，两臂自然下垂，全身放松，两眼平视，均匀呼吸，站坐均可。

双掌擦颈：十指交叉贴于后颈部，左右来回摩擦 100 次。

左顾右盼：头先向左，后向右转动 30 次，幅度不宜过大，以自觉酸胀为好。

前后点头：头先向前俯，再向后仰 30 次，前俯时颈项尽量前伸拉长。

旋肩舒颈：双手置两侧肩部，掌心向下，两臂先由后向前旋转 20 ～ 30 次，再由前向后旋转

20 ～ 30 次。

颈项争力：两手紧贴大腿两侧，两腿不动，头转向左侧时，上身旋向右侧，头转向右侧时，上身旋向左侧，做 10 次。

摇头晃脑：头向左→前→右→后旋转 5 次，再反方向旋转 5 次。

头手相抗：双手交叉紧贴后颈部，用力顶头颈，头颈部向后用力，互相抵抗 5 次。

翘首望月：头用力左旋并尽量后仰，眼看左上方 5 秒，复原后，再旋向右，看右上方 5 秒。

双手托天：双手上举过头，掌心向上，仰视手背 5 秒。

放眼观景：手收回胸前，右手在外，劳宫穴相叠，虚按膻中，眼看前方 5 秒，收操。

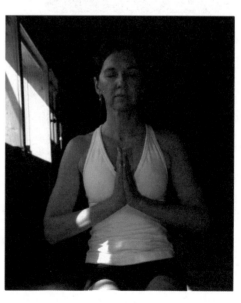

颈椎病的康复调理

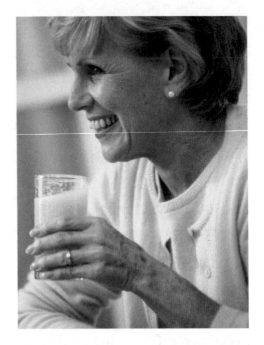

多数颈椎病患者一般有从急性发作到缓解、再发作、再缓解的规律。多数颈椎病患者预后良好，其中神经根型颈椎病预后不一，麻木型预后良好，萎缩型较差，根痛型介于两者之间；椎动脉型颈椎病多发于中年以后，对脑力的影响较严重，对体力无明显影响，有的椎动脉型患者终因椎—基底动脉系统供血不足形成偏瘫、交叉瘫、甚至四肢瘫，脊髓型颈椎病对患者的体力损害较为严重，如不积极治疗、多致终生残疾、但对脑力的影响小。

稳定病情的预防

1 颈椎发病后注意事项

颈椎病一旦诊断明确，一般要注意以下几个方面：

（1）正确认识：对疾病要有正确的认识，树立战胜疾病的信心。颈椎病病程比较长，椎间盘的退变、骨刺的生长、韧带钙化等与年龄增长、机体老化有关；病情常有反复，发作时症状可能比较重，影响日常生活和休息。因此，一方面要消除恐惧悲观心理，另一方面要防止得过且过的心

态而放弃积极治疗。

（2）休息：颈椎病急性发作期或初次发作的患者，要适当注意休息，病情严重者更要卧床休息 2 ~ 3 周。卧床休息对颈部肌肉放松，减轻肌肉痉挛和头部重量对椎间盘的压力，组织受压水肿的消退方面具有重要的作用。但卧床时间不宜过长，以免发生肌肉萎缩、组织粘连、关节粘连等变化，阻碍颈椎病的恢复。所以颈椎病的间歇期和慢性期，应适当参加工作，不需长期休息。

（3）保养：人体尤如一部复杂的机器，时常需要加以保养。尤其是颈椎病，本身就是一种退行性病变，更要对颈部加以保护，尽量避免不必

要的损伤。无论是睡眠、休息，还是工作学习，甚至日常一些动作，都要保持良好的习惯，时刻不忘对颈椎的保护。同时加强颈肌的锻炼。

（4）治疗：颈椎病的治疗方法有非手术治疗和手术治疗之分。绝大多数患者经非手术治疗能够缓解症状甚至治愈不发。但每一种治疗方法均有其独特的操作、作用和适应证，需要有专科医生指导，而且有一定的疗程。

预防颈椎病的加重，可以从以下五个方面着手：

（1）纠正不良姿势：避免颈椎长时间保持在一个固定的姿势，一般1小时左右应改变一下姿势或做一些简单的颈部活动。同时，还要避免半躺半坐姿势。

（2）避免颈部受冷：包括出汗、淋雨、直接受风、受寒等。

（3）选择正确的睡觉姿势和合适的枕头：一般枕头的高度应略高于自己的肩宽，枕头的质地应柔软且富有弹性；仰睡时，枕头宜尽量垫于项（颈后部）下；侧睡时，避免将枕头压于肩下。切忌睡觉时使用质地坚硬并有固定形状的枕头。

（4）颈部垫枕法：取仰卧位，将浴巾折叠后卷成圆柱状垫于项下，注意调节好垫枕的高度，一方面要把颈椎的弧度垫出来，即颈下有支撑

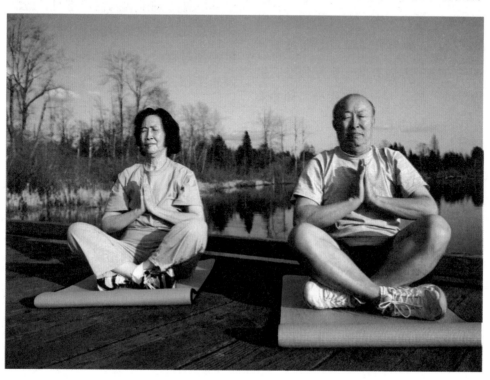

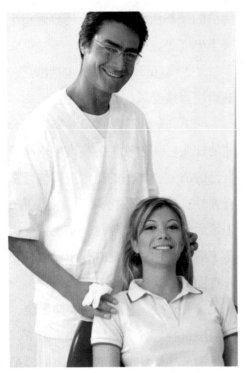

感；另一方面，头的后枕部又不能离开床面。每日 1 次，每次垫的时间以 30 ~ 60 分钟为宜，切忌时间过长。这种方法一方面有助于恢复颈椎的生理弧度，另一方面也可作为一种非常实用、方便的牵引方法，它运用力学上的杠杆原理，利用身体和头部自身的重量实现对颈椎的牵引作用，比较自然舒适，长期坚持可以取得比较好的效果。

（5）颈椎保健操：颈椎前屈、后伸、左右侧屈、左右旋转，共 6 个角度，每个角度单独活动到最大范围，各做 3 ~ 6 次。每日可重复多次。切忌进行过快、过猛的头部环形摇动。

颈椎病的生活调理

生活起居的调适是颈椎病预防保健不可或缺的组成部分。做好生活起居调适，可降低颈椎病临床治愈后的复发率，减轻或消除后遗症；可改善和提高颈椎病患者的生活质量。

1 休 息

减轻工作，适当休息是颈椎病康复的第一要点。它能减少运动对病变部位的刺激，松解肌肉痉挛，改善病灶处血液循环，加速致痛等有害物质代谢，有利于局部炎症的消退和受累组织的修复。根据病情需要，脊髓型、椎动脉型等颈椎病病情严重时，应卧床休息或去医院绝对卧床休息；病情呈慢性过程时，则应减轻工作或暂时停止工作，使颈椎局部休息，可选用合适的枕头将头颈完全托持，或颈围、支架保护，或石膏固定，或牵引以限制颈部活动，维持颈部稳定从而达到休息的目的。

2 改良睡眠状态

不良的睡眠和错误的睡眠姿势极易诱发和加剧颈椎病，而注意改良与调适颈椎在睡眠状态中的体位的相关因素，就可起到较好的预防、治疗和康复效果。

（1）床：床以半硬为佳，木板床加厚垫或较硬的弹簧床，对维持脊柱生理弯曲度、减轻腰酸背痛有帮助。

①过软，使人重心不稳，翻身时体位变化太大，反而疲惫不适，会造成由于人体重量压迫而形成中央低、四边高的状态。这样，不仅增加了腰背部卧侧肌肉的张力，而且也势必导致头颈部的体位相对升高。常年如此，就会导致局部肌肉韧带平衡失调，从而直接影响颈椎本身的生理曲线。

②过硬，使体重集中在两三个受力点上，容易压迫局部而影响血液循环，必须频频更换睡姿以求调整，因

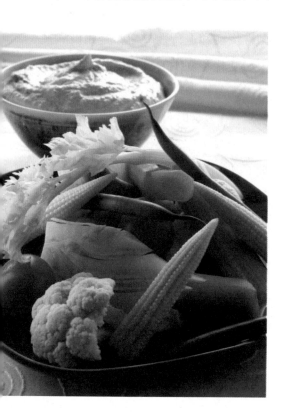

此会干扰睡眠质量。

（2）合适的枕头：脊柱颈段的正常生理前凸，是维持颈椎外在肌群的力学平衡及椎管内的生理状态的必须条件，而枕头的功能就是维持这种头颈部的正常位置。若选择和使用不恰当，则可能直接成为颈椎病的致病因素。

推荐的枕头形状有两种：一种是元宝形，一种是长圆枕。

①元宝形枕：此形状枕头的特点是中央低、周边稍高，可利用中央凹陷部来维持颈椎的生理前凸，同时对头颈部还能起到相对制动与固定作用，减少在睡眠中头颈部的异常活动造成的慢性劳损等。

②长圆枕：长 40～50 厘米，直径 10～12 厘米，并应按使用者颈项的长短和舒适感适当调整尺寸。充填物要柔软、饱满，保证长圆枕有一定的硬度，其特点是巧妙利用头颅自身重量自我牵引颈椎，一般成人理论牵引重力可达 2～3 千克，有直接的治疗作用。使用方法为：先在长圆枕上加一个 2～3 厘米厚的柔软薄枕，以保持头颅正直，仰卧时，枕在枕骨粗隆以下的颈部，侧卧时，枕在耳垂以下的颈部，习惯后应长期使用。

枕头的质地应柔软舒适，常用的

枕芯充填物有：荞麦皮、蒲绒、木棉、稻壳、鸭绒、鸡毛、鹅毛、蚕沙、白砂等，海绵枕、水和塑胶枕因透气性差，不宜选用。具体用什么样的枕芯充填物应根据个人习惯、经济条件以及在医生的指导下选用。

从治疗学角度讲，对以运动障碍为主，影像学检查椎管前方有髓核脱离突出，椎体后缘有骨刺，可能产生对脊髓前方直接压迫者，枕头可稍低，用以缓解病变组织对脊髓的压迫，但应注意不能太低，使头颈处于过度仰伸位可能造成椎管容积降低而加重症状。对以四肢麻木等感觉障碍症状为主，影像学检查显示黄韧带肥厚、内陷对脊髓后方形成压迫者，枕头可稍高一点点，临床意义为防止黄韧带内陷，又可增加椎管有效容积而减轻压迫，改善症状。发育性颈椎椎管狭窄伴有椎体骨刺形成者，枕头不能过高

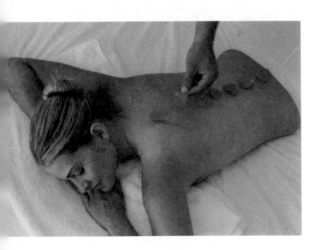

或过低，以维持生理位为宜。此外，诊断不明者，枕头的高低以能维持头颅中立位为宜，颈椎结核或肿瘤导致颈椎椎体破坏者，禁止高枕。

（3）理想的睡眠姿势：理想的睡眠姿势是仰卧或侧卧，同时使胸部、腰部保持自然生理曲度，稍屈膝屈髋。此体位下全身肌肉放松，休息质量高，疲劳恢复快，还有调整关节生理状态的作用。

3 纠正日常不良习惯体位

工作和生活中的不良习惯姿势可加重颈项部的负荷、破坏颈椎与颈部软组织的张应力平衡，造成颈部的无菌性炎症和退行性改变，是颈椎病发生、变化和复发的重要因素，但常常被人们忽视。

（1）定时调整头颈部体位：对因学习或工作需要头颈仅向某一个方向（以前屈或左、右旋转颈项者居多）相对固定或者不断转动者，应嘱咐患者每当头颈向某一方向转动时间较长之后，应再向相反的方向转动数次可减轻疲劳，也有利于颈椎保健。

根据让头、颈、胸保持正常生理曲线的原则设计和调整工作台或写字台的高度和倾斜度，避免头颈长时间处于仰伸或前屈。如有条件使用升降

式桌椅，因人调整台面高度最好。对于需要长期伏案工作、学习者，建议制作一块与桌面呈 10°～30° 的斜坡面平板，这比单纯升降桌椅高度更有利于调整坐姿，以维持头颈正常的生理曲度。此板特别适宜于中老年伏案工作者。

（2）定时远视：每当低头伏案近距离看物时间太长时，应抬头远视 30 秒左右以缓解眼睛疲劳、调节颈椎及颈项伸、屈肌群间的张应力平衡，再继续工作，这对颈椎具有重要保健作用。

（3）提倡工间操和工后操：可以根据不同职业和工作体位，选择肢体对抗平衡操练，例如：端坐低头伏案者，对抗平衡操练以伸臂仰颈为主，平时还可常做"托天轻摇"操，动作要领是两腿微屈，两臂上举，前臂旋前，手掌心向上如托天状，抬头望天空，小幅度自然摇摆身躯。长期站立仰头位工作者，在工作间隙，可做抱膝，躯体弯弓动作，即可恢复颈肌张应力平衡。

（4）工作引起重度肢体疲劳时，用 40～45℃ 的热水泡浴 15 分钟，同时自我按摩疲劳的软组织，可促进血液循环和淋巴循环，加速体内代谢产物排泄，改善劳损部位肌肉神经的

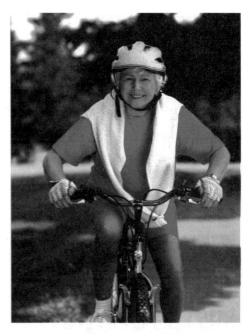

营养，增加肌肉储备力量和耐力而迅速消除疲劳。

④ 外出注意事项

颈椎病患者外出旅行应尽量选择火车、轮船等较为平稳的交通工具。汽车，尤其是高速公路中行驶的汽车对脊髓型、血管型颈椎病患者较为危险，当急刹车时，可造成颈部挥鞭式损伤，会加重病情，或引发脊髓损伤，重则瘫痪。所以，在郊外乘车旅行时最好戴颈围领起到保护作用。

外出旅行时，还应保持充足的休息，以免过度劳累诱发颈椎病症状加重。

适当带些内服药和外用药，一旦发病，可及时用药。

5 治疗咽喉部疾病

咽喉部炎症和上呼吸道感染是常见的呼吸道疾病，如急性咽喉炎、扁桃体炎、颈部软组织感染、淋巴结炎等，应及时予以治疗。因为这类炎症一旦经淋巴系统向颈部及关节囊扩散，往往成为颈椎病的发病原因或诱因。因此，防止各种上呼吸道炎症、预防感冒、保持口腔清洁，是预防颈椎病的措施之一。

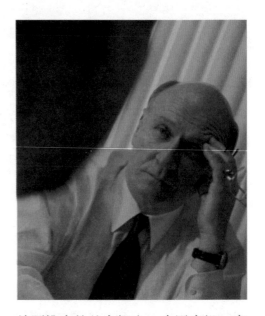

颈椎病的心理调理

由于颈椎病的发生、发展、演变与许多因素相关联，特别是颈椎的退行性病变常随着患者年龄的增长而逐渐加重，很难逆转。而患者对颈椎的生理结构和颈椎病的临床诊疗知识缺乏完整、客观、正确的了解，一旦得知患有颈椎病后，常自以为后果严重，造成思想负担严重，精神过于紧张，此时若遇初诊治疗效果不佳，则可导致对颈椎病的康复失去信心，进而影响对颈椎病的全面、系统和长期的康复治疗。所以，在全面启动颈椎病的康复床复治疗时，应先进行心理调适。

1 了解相关知识

首先，患者及其家属应明确有关颈椎病的基本概念、病因病机、病情演变规律、预后，消除顾虑。随后了解颈椎病的常用康复治疗方法及病情、个人情况与其相似且疗效显著的典型病例，以消除对治疗的紧张情绪，增加对医生的信任感和治疗康复的信心，这点对于颈椎病的康复是有效的和十分必要的。

2 注意消除急躁情绪

颈椎病的发生为一缓慢的退行性变化过程，其多发人群为中老年人，他们的身体各部分组织器官功能处在一个逐步衰退的过程之中，因此，在治疗上需要相当长的康复时间。病程长、病情重的老年患者更需要坚持长期治疗方可见效。若患者过分急躁则难以坚持完成治疗疗程，这样不仅影响治疗效果，还会由于长期处于病情不稳定状态，导致病情加重，甚至恶化。因此，应该设法改变和克服这种不良的心理状态。

3 重症患者努力排解悲观情绪

科学地看待病情，对重症病如脊髓型颈椎病只要诊断及时、正确，治疗方法恰当，即可避免瘫痪的发生；或经坚持治疗后病情将会好转或基本康复。整日悲观，精神负担沉重对病情变化有害无益。

4 面对现实，坚定信念

患者要有积极向上的乐观态度和树立战胜疾病的信心与决心。对于确有的残疾，要承认是客观事实，正确、冷静地对待，不回避，对生活前景和命运充满希望，从而激发出顽强拼搏、战胜病魔的斗志，永不丧失信心。康复从点滴做起，从现在做起，就能在与疾病的斗争中赢得胜利。

5 调畅情志，保持心情愉快

颈椎病，特别是交感神经型颈椎病，与情绪变化有着密切的关系，因此应尽可能处在愉悦的环境之中，使其从不良情绪中解脱出来。调畅情志的常用方法有养宠物（如：鸟、金鱼、狗、猫）、栽花种草，歌舞、琴、棋、书画及与其喜爱的儿孙亲友聚会，有条件的还可适当改变其生活环境，到风景优美宜人之地旅游或居住，通过观赏风光，怡情悦目，顺气活血解郁，如此，始终在愉快的心情中积极配合治疗，常会收到意想不到的良好效果。

颈椎病的饮食调理

根据颈椎病的不同病因，选用相应的食物进行治疗。颈椎病椎体骨质增生、退化和疏松者，应多吃鱼、虾、鸡蛋、黄豆、猪骨等补肾益精和含钙、磷丰富的食物；颈椎病属湿热阻滞经络者，应多吃葛根、油菜、丝瓜等清热解肌通络的食物；属寒湿阻滞经络者，应多吃狗肉、羊肉等温经散寒的食物；属血虚气滞者，应多进食公鸡、鲤鱼、黑豆等食物。

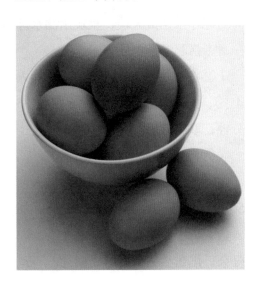

中医学认为，肝主筋，肾主骨，肾中精气充足，骨质才能免于疏松和退化，因而颈椎病的饮食疗法除对症进食外，还应注意从补肾着手，特别是年老体弱者尤应如此。常用的补肾中药有：菟丝子、枸杞子、杜仲、续断、山茱萸、桑葚子、金樱子、鹿茸、党参等；补肾肉类有狗肉、羊肉、鸡肉、鱼等；补肾豆菜类有枸杞叶、黑豆、黄豆等。

颈椎病的保健食谱

1 ▶ 苡仁冬瓜脯

【原料】薏苡仁 20 克，草菇 30 克，蘑菇 30 克，精盐 5 克，上汤 50 克，淀粉 25 克，冬瓜 1000 克。

【做法】

①冬瓜切成大块，整块用沸水焯一下，捞起沥干水分。

②将整块冬瓜放入蒸盆内，加入上汤、煮熟加入薏苡仁，上笼蒸 35 分钟，取出待用。

③将草菇、蘑菇一切两半。

④把炒勺置中火上烧热，加入油 50 克，将草菇、蘑菇下锅略爆，加入盐、清水、淀粉、芝麻油 3 克，勾好芡，淋在冬瓜脯上即成。

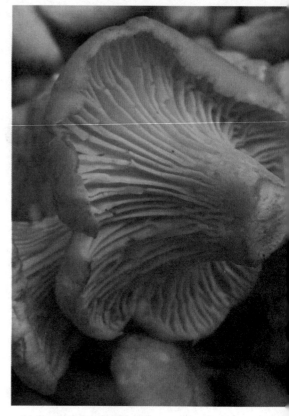

【功效】清热解毒，利水消肿。

2 ▶ 鸡翅烧猴头菇

【原料】鸡翅 1000 克，猴头菇 200 克，黄芪 10 克，油菜心 20 根，植物、葱、姜、料酒、酱油、糖、盐、水淀粉、大料各适量，高汤少许。

【做法】

①将鸡翅斩去两头，入开水锅中焯一下捞出，用凉水冲洗一下。

②炒锅上火烧热，倒入少许油，加糖少许，翻炒，倒入鸡翅，炒成红色；倒少许酱油、料酒煸炒，倒水烧

煮，加葱、姜、大料。

③将猴头菇冲洗干净，泡入开水焖发，去其底部木质部分。拔去刺尖，冲洗一遍，切片放入盘中，倒入高汤；黄芪泡软，切片，放入盘中，入蒸笼蒸60分钟。

④鸡翅烧熟，盛入碗中，摆上猴头菇，并将蒸猴头菇的汁倒入锅中，拣去黄芪，用水淀粉勾芡浇在碗中即成，油菜心洗净摆在盘边上。

【功效】菇烂肉香，略有黄芪味。补气养血，补脑强身。

3 大蒜腐竹焖鳖

【原料】鳖500克，大蒜80克，腐竹40克，生姜4片，植物油、淀粉、白酒、葱花、酱油、盐各适量。

【做法】

①将鳖活宰，去肠杂切块，用开

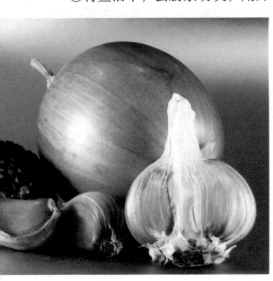

水脱去血腥，捞起滤干水分。腐竹浸软切段，大蒜切段。

②起油锅，下葱姜爆香，放入鳖、大蒜，炒至微黄。溅少许酒，下上汤（或清水）适量，同放入瓦煲焖至鳖肉熟透，下淀粉、葱花，调匀即成。

【功效】益气养血，缓解头痛眩晕。祛风湿，强筋骨。

4 素焖扁豆

【原料】扁豆500克，精盐、蒜片、姜末、甜面酱、花生油各适量。

【做法】

①将扁豆撕下老筋，洗净切段。

②将炒锅烧热放油，油热后放入扁豆略炒，立即加入水与甜面酱、盐炒匀，用文火焖至软，加入蒜片、姜末，改用旺火炒入味即可出锅。

【功效】扁豆软烂适口，能增加人体免疫力。

5 赤小豆冬瓜汤

【原料】赤小豆、冬瓜适量。

【做法】先将赤小豆煮烂，后入冬瓜，待冬瓜熟时，喝汤吃豆及瓜。

【食法】每日2次，可常食用。

【功效】能益气养血。

6 青椒绿豆芽

【原料】绿豆芽400克，青椒

150克，精制植物油、精盐、味精、黄酒各适量。

【做法】

①将绿豆芽洗净，掐去两头。

②青椒洗净，剖开去子，切成细丝待用。

③炒锅上大火，放油烧至八成热，投入青椒丝炒几下，再投入绿豆芽翻炒，加入黄酒、精盐、味精，翻炒均匀，出锅装盘即成。

【食法】佐餐食用，量随意。

【功效】清热开胃，利尿消肿。

7 肉片炒小水萝卜

【原料】小水萝卜200克，瘦猪肉40克，油、酱油、青蒜、葱、姜、盐各适量。

【做法】

①小水萝卜切块，猪肉切薄片。

②油烧热后，先兜炒小水萝卜，炒过取出沥去油。起油锅放入肉片、

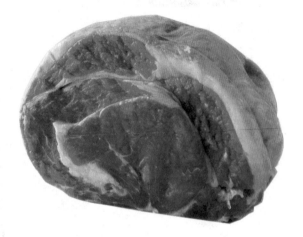

姜、葱、酱油，烧至八成熟，放入小水萝卜急炒，快熟时加青蒜。炒几下即成。

【功效】补肾养血，滋阴润燥。

8 茉莉花鸽片汤

【原料】鲜茉莉花25朵，鲜嫩鸽脯肉300克，鸡蛋清2只，清汤、精盐、味精、料酒、白胡椒粉、湿淀粉各适量。

【做法】

①将茉莉花择洗干净，挤干水分，备用。

②取碗1只，放入精盐、湿淀粉、鸡蛋清，调匀后即成蛋清糊，备用。

③将鸽肉洗净，切成柳叶薄片，放入蛋清糊中拌匀，备用。

④炒锅内注入清水，烧沸后锅离火口，将鸽肉平着逐片下锅，再略烧沸，焯透捞出，盛入大汤碗里，备用。

⑤炒锅洗净，注入清汤烧沸，下精盐、味精、白胡椒粉、料酒调匀，趁沸浇在汤碗内，撒上茉莉花瓣即成。

【食法】每日1碗。

【功效】滋肾益气，祛风解毒。

9 地龙桃花饼

【原料】黄芪100克，干地龙（酒浸）30克，红花、赤芍各20克，当归50克，川芎10克，桃仁（去皮尖，

略炒）15克，玉米面400克，小麦面100克，白糖适量。

【做法】

将地龙烘干研粉，黄芪、红花、当归、赤芍、川芎浓煎取汁；将地龙粉、白糖、玉米面、小麦面混匀，并以药汁调和成面团，分制成20个小饼；将桃仁匀布饼上，入笼中蒸熟（或用烤箱烤熟）。

【食法】每次食饼1~2枚，每日2次。

【功效】益气活血。适用于颈椎病。

10 葛根五加粥

【原料】葛根、薏苡仁、粳米各50克，刺五加15克。

【做法】

原料洗净，葛根切碎，刺五加先煎取汁，与余料同放锅中，加水适量。武火煮沸，文火熬成粥。可加冰糖适量。

【食法】每日1~2次。

【功效】祛风除湿止痛。适用于风寒湿痹阻型颈椎病，颈项疼痛。

11 山丹桃仁粥

【原料】山楂30克，丹参15克，桃仁（去皮）6克，粳米50克。

【做法】

原料洗净，丹参先煎，去渣取汁，再放山楂、桃仁及粳米，加水适量，武火煮沸，文火熬成粥。

【食法】每日1~2次。

【功效】活血化瘀，通络止痛。适用于气滞血瘀型颈椎病。

12 芎归蚕蛹粥

【原料】川芎10克，当归、蚕蛹各15克，粳米50克。

【做法】

原料洗净，加水适量，先煎川芎、当归，去渣取汁，再加蚕蛹、粳米，武火熬成粥。

【食法】每日1~2次。

【功效】养血活血。适用于气滞血瘀型颈椎病，体质虚弱者。

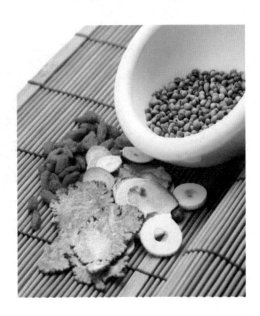

健康宝典

颈椎病自测方法

在我国，颈椎病分为颈型、脊髓型、神经根型、交感神经型、椎动脉型、其他型等（或再加混合型），我们可以根据一些症状来自测是否患有颈椎病，并同时测出大概属于哪种颈椎病。

1.在自测中，凡是具有以下症状中一条者，即表明患有颈椎病。

（1）后颈部疼痛，用手向上牵引头颈可减轻，而向下加压则加重者，多为颈型颈椎病。

（2）颈部疼痛，同时伴有上肢或（与）下肢肌力减弱及肌体疼痛者，多为脊髓型颈椎病或是合并颈椎椎管狭窄症。

（3）低头时，突然引发全身麻木或有"过电"样感觉者，多为脊髓型颈椎病，尤其是合并有严重颈椎椎管狭窄症者。

（4）颈部疼痛，同时伴有上肢（包括手部）放射性疼痛或麻木者，大多为神经根型颈椎病。

（5）闭眼时，向左右旋转头颈，引发偏头痛或眩晕者，大多为椎动脉型颈椎病。

2.在自测时，具有以下症状中一两条者，可能患了颈椎病，但还需要作进一步检查进行确诊。

（1）单纯性颈部不适，颈部置于任何位置都有一种不舒服感觉者，可能患有颈型颈椎病。

（2）身上有束带感，即好像身上被布带缠绕一样者，可能患有脊髓型颈椎病。

（3）走路时突然跪下，或是行走时腿部有"踩棉花样"的感觉者，可能患有脊髓型颈椎病。

（4）手中持物突然落下，可能患有髓型颈椎病。

（5）不明原因的上肢麻木，尤其是指尖明显者，可能患有神经根型颈椎病。

（6）心电图正常的"心脏病"、内科检查不出异常的"胃病"者，可能患有椎动脉型颈椎病。

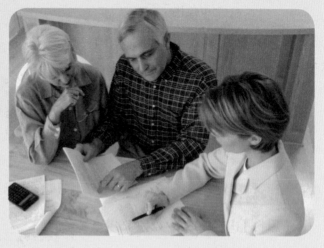

Part 2 下篇 腰椎病常识与防治保健

　　腰椎病在生活中是很常见的骨科疾病，好发于 20-45 岁的青壮年，男性多于女性。导致腰椎病的原因有很多，但大多数都是由于长期的不合理姿势所导致。现在，腰椎病的患者群不断扩大，而且越来越年轻化，已成为影响人们正常工作生活的疾病之一，需要提高重视，加强预防，积极治疗。

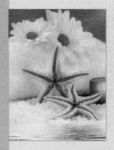 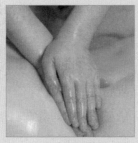 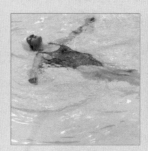 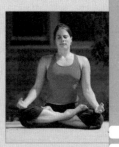

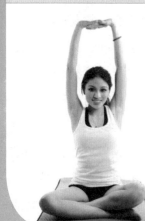 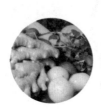 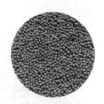

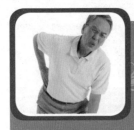

腰椎病基本常识

腰椎病又名腰椎间盘髓核突出症，是椎体之间的纤维环破裂后髓核突出压迫脊神经根导致腿痛的一种常见病。医学上所讲的腰椎病，涵盖了腰椎间盘突出症、腰椎骨质增生、腰肌劳损等疾病。

腰椎病是什么

棘突、横突、椎板、椎弓根、椎体等构成了腰椎的骨结构，椎管、椎间孔组成的供神经使用的通道则是由这些骨结构围成的，而骨结构的紧密连接则是由小关节、椎间盘、韧带共同努力而完成的，要想使人体的腰椎稳定并活动自如仅依赖这些结构坚守是不够的，还需要其周围的肌群，只有这样才能让腰椎在人体构造中起到无可替代的生理功能。由此可以看出，腰椎在人体构造中的复杂结构和重要特性。当构成腰椎的骨结构和其周围的组织受到损伤或发生病变就有可能引起腰椎病。由于腰椎结构的复杂，引起病变的原因和部位也就会出现多样性，在临床上多以椎间盘不稳定、畸形、退变、裂变、突出、滑脱或腰椎中骨质、韧带的增生等引起病变，给患者带来腰部活动不灵活、受限、疼痛等困扰。

腰椎病的主要症状

受到髓核突出的部位、大小、病理特点、椎管管径、机体状态及个体敏感性等不同因素的影响，腰椎病的临床表现也有一定差异。

（1）腰部疼痛：多表现为腰部持续性钝痛、牵扯样痛，久坐、久站时发作，平卧休息时症状减轻，打喷嚏、咳嗽、或大便用力时，都会使疼痛加剧；由于另一种为突发的腰部痉挛样剧痛，常令人难以忍受，需卧床休息，此症多是椎间盘纤维破裂。

（2）下肢放射性疼痛：腰痛消

失或减轻时常会出现一侧下肢坐骨神经区域放射痛。患者多有坐骨神经痛，尤其是在咳嗽、打喷嚏及用力大小便时，下肢触电般的放射痛就会加重。疼痛由臀部开始，逐渐放射到大腿后侧、小腿外侧，有的可发展到足背外侧、足跟或足掌，甚至会影响站立和行走。

（3）腰部活动受限：腰部活动受到限制是腰椎病比较明显的症状，尤其以后伸受限较为明显，少数患者在向前屈时也明显受限。

（4）下肢温度降低：突出椎间盘压迫或刺激椎旁交感神经纤维，引起下肢血管壁收缩，出现下肢发冷、发凉、足背动脉减弱等现象。

（5）下肢麻木：神经根受到椎间盘突出部分的压迫，血流不足，缺血缺氧，病程较长者，常有主观麻木感，多局限于小腿后外侧、足背、足跟或足掌出现疼痛、麻木等异常感觉。

（6）脊柱侧弯：多数腰椎病患者常会不同程度的腰脊柱侧弯，通过侧凸弯曲的方向可以表明突出物的位置与神经根的关系。

（7）肌肉萎缩：由于椎间盘在椎管内滞留时间较长，神经根受到压迫，所支配的肌肉无力收缩，营养缺乏，肌肉的力度变废用性软弱和体积变小，导致患肢腿比健肢腿的肌肉瘦弱。

8.间歇性跛行：患者行走一段距离之后，椎管内受阻的椎静脉从充血和脊髓的扩张，加重了神经根的缺血程度，腰部便会出现疼痛与不适症状，休息一段时间以后，疼痛会逐渐甚至完全消失，而再行走后又会出现类似情况，并且随着病情加重行走的距离会越来越短。

腰椎病的常见种类与危害

1 腰椎病的常见种类

腰椎病以腰腿痛和腰部活动受限为主要症状，同时伴有一系列复杂的相关症状。腰椎病种类繁多，能列举出来病名的大约就有 50 多种，它们一般都会出现疼痛的症状，为生活和工作带来各种不便。按照病因分类，腰椎病包括由脊椎引起的腰椎病和非脊椎引起的腰痛两大类，具体的包括以下几种：

（1）脊柱损伤：脊柱骨折、急性腰扭伤、慢性劳损、椎间小关节扭伤、肌肉、筋膜、韧带以及椎间盘损伤、脊柱滑脱、腰椎间盘突出症、腰骶关节劳损等。

（2）脊柱炎症：化脓性脊椎炎，脊柱结核等。

（3）脊柱退变：肥大性脊柱炎、腰椎间盘退变、腰椎不稳及退行性滑脱、腰椎管狭窄症、黄韧带肥厚、后纵韧带钙化等。

（4）脊柱畸形：发育性椎管狭窄症、腰椎骶化、骶椎腰化、隐性脊柱裂等。

（5）脊柱肿瘤：原发性脊柱肿瘤、继发性脊柱肿瘤。

（6）其他原因：老年性骨质疏松症、氟骨症、痛风等。

除上述脊柱原因引起的腰椎病外，有些非脊柱因素导致的疾病也可伴有腰椎病，如：

（1）腹部脏器疾病：肾与输尿管结石、肾盂肾炎、肾结核等。

（2）盆腔脏器疾病：子宫位置异常、慢性输卵管炎、子宫颈癌、子宫及卵巢的炎症、肿瘤，异位妊娠等。

因此，在诊断腰椎病时应注意与非脊柱原因引起的腰腿痛相鉴别。

2 腰椎病的危害

脊柱是人体的支柱，它与中枢神经、周围神经、植物神经有密切的关系，尤其与脊髓和神经根唇齿相依。腰椎属于脊柱的一个重要部分，起到中枢与下肢的联系作用。脊柱病能够引起多种身体疾病，可谓多病之源。

一旦腰椎出现病变将会引起肠痉挛、肠麻痹、习惯性便秘、肠功能紊乱、排尿障碍、痛经及肛门括约肌肌力下降以及肛门反射减弱或消失等症状。

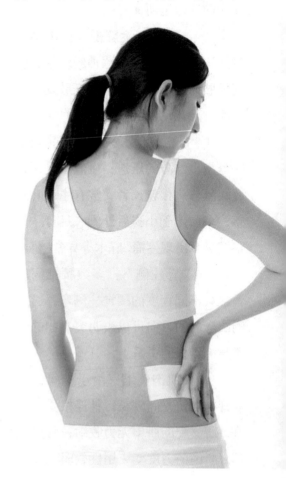

此外，腰椎病危害还包括腰椎的结核，该病由于结核病菌的侵蚀，使患者在腰痛的同时，还出现了腰部僵直，不能弯腰拾东西，腰疼较为剧烈，并且伴有发热、盗汗、乏力、消瘦、食欲下降等结核菌毒素中毒的表现。

腰椎病的发病原因

1 职场原因

本病在各行各业，体力劳动者和脑力劳动者的发病率无明显差别。重体力劳动者的发病率比轻体力劳动者高，纯脑力劳动者比体力、脑力混合型的劳动者高。另外，与工作时的姿势也有关系。长期伏案工作，长期弯腰工作或者弯腰搬重物的人，由于腰部肌肉长期处于紧张受力状态，腰突症的发病率比较高。如汽车驾驶员长期处于坐位和颠簸状态，易诱发腰椎间盘突出。

2 年龄原因

本病一般发生于 20～40 岁的青壮年，约占整个发患者数的 75%，这个年龄段虽然是人体体力最好的时期，但椎间盘已经开始退变，特别是纤维环的退变更高，腰椎的退变加上

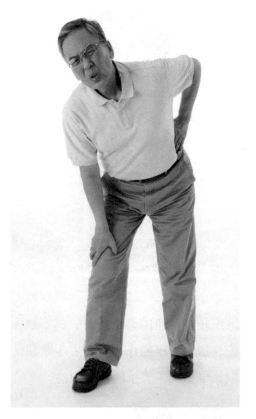

较大运动量，就容易导致椎间盘的突出。老年人得腰椎病主要是因为退行性改变、骨质疏松、腰部软组织病变等因素。

3 体型原因

过于肥胖的或过于瘦弱的人都易患腰椎疾病。身体肥胖的人尤其是臀部过于肥胖的人本身脂肪组织较多、肌肉组织较少这样便会增加腰椎的负荷，而臀部重量的增加也加重了腰椎的负担，从而增加了腰椎发生病变的可能性。身体过于瘦弱的人由于肌肉

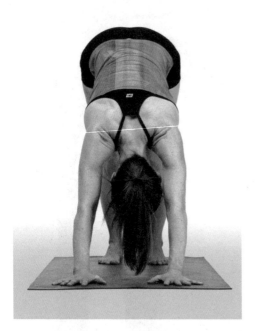

组织较少，肌肉力量较弱，起不到保护、加固腰椎的作用，易发生腰肌劳损，也易发生腰椎间盘突出症。

4 体质原因

腰椎发育异常的人易得腰椎方面的病。如腰椎骶化、腰化、骶椎隐裂、椎弓崩解等，都会影响到腰椎的正常功能，给腰部肌群增加额外的负荷，易诱发腰椎疾病。家族中有过腰椎疾病的人，发病率比家族中没有该病的人发病率要高好几倍。

由体质所引起的病因虽然不外乎气、血、痰、湿，其致病亦有虚实不同，分述如下：

（1）肾气虚：我们一谈到腰酸腿软，每个人都会想到"肾亏"两字。

自古到今，大家从解剖部位和临床经验上看肾气不足是引起腰椎病的主要致病原因。中医认为，腰为肾之府，肾气不足以充填腰府，即可见腰部空虚酸痛，转动乏力。肾主骨，肝主筋，胆肾之气亏虚则筋骨失养，其骨失养则脊柱必先受累，难以承托上半身之重，故可见腰酸腰软不能直立，时喜卧坐，伏于桌案则舒。肾主一身之气，肾气不足则元气失其濡养之功，故见肢体麻木、乏力之象。

（2）气虚血瘀：本证多继发于外伤气滞血瘀或大病失血之后，其病情迁延久而不愈，其正气渐耗，运血乏力，则血滞脉中，反阻其不振之气运行，日久发病。大多数腰椎病患者都会有腰部外伤史，病情反复不愈，久而腰部酸楚疼痛，乏力，转侧不利；抑或重病久病，面色无华，腰膝酸软，神疲乏力，腰背酸痛，转侧站立无力。

（3）痰湿内阻：与外感风湿不同，本证是因为体内津液运化失司，产生积聚而成痰湿，其稠厚少津者称痰，稀而多液者称湿，无论内湿外邪其发病是相同的，湿性润下，其性黏滞，故易居人体的下部，故见腰腿困重，活动欠利，下身如有湿布外裹，或常感骶尾湿冷如坐湿地，同时也可因痰湿阻滞气机而产生肢体远端的麻木不适。本证内湿痰饮多因脾肺肾中命门之火的蒸腾而疏布全身；脾主运化，其津液均由脾胃运化饮食纳入的水谷所产生，并依赖于脾气的运化之力传输全身；肺主宣肃其通调水道，意即水液通行的通道均由肺气所掌控，水液的宣散和肃降均依赖于肺气的调控及约束；而津液输布的通道称为三焦。水液的疏布运行离不开这四者，一旦其中一脏有病，则可导致水液停滞积而为邪，水湿痰饮其性相近，仅为稠厚程度不同而已。痰湿一证又可以分为寒热两型，其一，寒湿者多为脾阳不足，气化不利，失却温煦之力，故

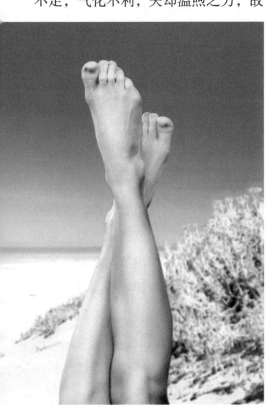

除水湿内阻之证外，另有寒象并见，如四肢厥冷脉细微欲绝，形寒喜暖，喜热饮而口不渴；其二，湿热者多为痰湿内郁，久而化火，甚者炼津成痰，加重阻滞气机之痹。

5 外界环境

寒冷潮湿的工作、生活环境易导致腰部肌肉的炎症、水肿，影响腰椎的功能，易诱发腰椎疾病。

（1）风："风为百病之长"，它最易致病，同时也最易挟其他因素共同致病，风寒、风湿均为常见病因。最易扰乱正常气血运营，导致气血逆乱为病。虽然由风引起的疾病，病情发展较快，容易产生变化，但其症状也相对比较容易治愈。

（2）寒：寒气凝滞，便会阻滞气血在体内的畅行，气血则会瘀滞于局部，不通而作疼痛。再者，寒气还会消阻气血正常温养的功能，使腰部组织失去正常的温煦滋养，即产生局部冷痛，尤其是遇到寒冷天气时疼痛便会加剧，痛感收紧，腰部仰伸则略感舒畅。寒多可与风、湿共同致病，临床多辨为风寒证、寒湿证。

（3）湿：湿最喜侵袭人体之下部，因此下腰段、骶尾为湿邪挟风邪、寒邪所喜袭之地。湿邪其性黏滞，尤

能阻滞气机，若气血停滞与湿邪在局部凝聚便会难以祛除，故可见腰部冷痛不舒，如坐湿地，骶部总有潮湿阴冷的感觉。湿邪还可以同寒邪共同致病，加重收紧疼痛之感，局部畏冷，遇寒则疼痛更剧。

在各种外感致腰椎疾病因素中，风、寒、湿较为多见，但是在诊断和治疗过程中不能只注重祛散外邪，而应同时注意扶助正气。古法有云："正气存内邪不可干，邪之所凑其气必虚"，它的含义就是指当人体内正气旺盛的时候外邪是不能侵袭驻留发病，只有当正气不足不能护卫体表时，邪气才会乘虚而入导致一系列的病变。因此，治疗中扶助表卫正气与驱祛邪气同等重要，这是在诊治外感致病的腰椎病时所必须注意的。

腰椎病的治疗

应用物理因素治疗疾病的方法称为物理疗法，包括应用天然和人工的各种物理因素，天然的包括日光、空气、海水、沙泥、矿泉、气候等。人工疗法包括电、光、声、磁、冷、热、机械力等。物理疗法可降低神经兴奋性，调节植物神经功能，缓解肌肉痉挛，促进血液循环，改善组织代谢，

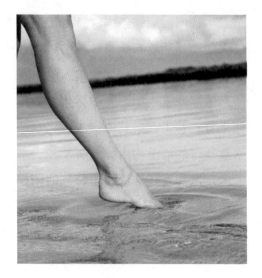

加速致痛物质排泄，对消除或减轻炎症、创伤、肌肉痉挛、精神性疼痛均有比较好的治疗效果。

物理疗法多作用于身体的某个部位，具有操作简便、疗效确切、不良反应少等优点，故而为腰椎疾病患者家庭自疗的最佳选择之一。下面介绍一些常用的物理治疗方法，供腰痛患者自疗时作参考。

1 温热疗法

温热疗法可使血管扩张，加快血液在体内流通，使肌肉、肌腱、韧带得到放松；可缓解因肌肉痉挛、强直而引起的疼痛（如腰肌劳损等）；而且能增加血液循环，加速渗出物的吸收，促进炎症的消散，有消炎退肿的作用。此外，还可解除因肠胀气引起的疼痛以及尿潴留等。

温热疗法是目前临床上治疗腰椎疾病最为常用的理疗方法之一，包括表浅加温和深部加温两种方法。采用温热疗法治疗的时候温度最好控制在 40 ~ 45℃左右，因为温度过高极有可能造成组织损伤。进行热疗时出现疼痛是超越安全范围的信号。

2 水熨法

用热水袋装上热水（一般水温在 50 ~ 60℃），排去空气，盖紧塞子，外裹毛巾，在腰背部或臀部往返移动，在患处停留时间长些。每次 10 ~ 20 分钟，一日 3 ~ 5 次。

3 盐熨法

将 500 克粗海盐，放入锅内急火干炒约 5 分钟，至盐发黄、发热，倒出用白纸包裹，外面用棉布包裹好。温度以热而不烫为最佳。将包有粗盐的棉布放在臀部或腰背部熨烫，每次 20 分钟，一日 2 ~ 3 次。在炒好的盐内加两片鲜姜片，效果更佳。

4 蜡疗法

准备 500 毫升的软输液包装空袋 1 只，白蜡 450 克，50 毫升注射器 1 个，注射用 15 号大针头 1 支，搪瓷杯、酒精灯各 1 个。

首先将白蜡放入搪瓷杯内，用文火加热至蜡完全熔化成液态。将 15 号针头插入输液袋滴管内，然后用注射器将蜡吸入，再通过大针头向输液袋内注入 350 ~ 400 克。抽蜡和注射蜡的速度要快，以防蜡液凝固而无法注入。每次针管注入后，要抽少量空气注入软袋滴管，防止针头和滴管内余蜡因温度降低再凝固。注蜡后，排空袋内空气，并将输液袋滴管打结备用。将制备好的蜡袋置入热水中，直至蜡完全熔化成液态后取出。擦干蜡袋，装入棉布袋，将蜡袋敷于腰背部患处，每次 1 小时，一日 2 ~ 3 次。

5 坎离砂疗法

坎离砂是用醋和铁砂，加防风、当归、川芎和透骨草等中药配制而成，

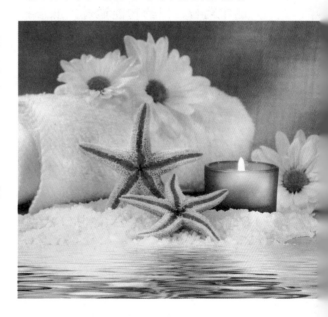

医院或药店均有售。将1袋调制发热的坎离砂袋，放于相应患处。每日热敷1～2次，每次20～30分钟。

6 温水浴疗法

温水浴疗法所用水温控制在40℃左右，患者全身浸泡于温水中，先浸泡5分钟，自行按摩腰部。一般每次浸泡15分钟左右，一日1次。亦可在保持室温的条件下，同时用家用热水器淋浴，水温以使局部皮肤潮红舒适不烫为度。有条件的患者可选择温泉浴疗，效果更佳。

7 药浴疗法

药浴疗法是中医学在治疗腰椎疾病方面的独特疗法之一，它是在温水浴温热作用的基础上选用不同的中药材，使药物能通过皮肤渗透到患处而达到改善患处血液循环、加速新陈代谢的目的。药浴的选择会因人、因地而有所不同，以下就介绍几种药浴方法：

（1）生姜浴：生姜50～100克，切成薄片，放入500～1000毫升热水（约60℃）中浸泡10分钟，待姜汁泡出后，以洁净纱布蘸取姜水在胸背、腰部反复擦洗。每次15～30分钟，每日1～2次。如擦洗后再配合

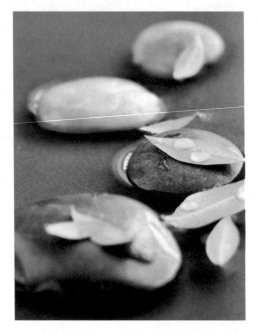

按摩，则效果更佳。

（2）艾叶浴：艾叶250克，加水1000～1500毫升，煎煮30分钟后取汁，放入浴盆或浴池中，再加适量温水进行全身擦浴。每日1～2次，每次10～30分钟。

（3）苍术浴：苍术100克，艾叶300克，羌活、独活各100克，防风200克，加水1000～1500毫升，煎水取药汁后，用毛巾蘸取药汁擦洗全身，药汁温度降后可将药汁倒入浴盆中进行全身浸泡，每次10～30分钟，每日1～2次。

以上介绍的是一些常用的物理疗法，患者在进行家庭自疗时应在医生指导下进行。

8 冷敷疗法

冷敷疗法是用冷的物体（如冰块或冰水装入容器）放置在人身体的某个部位上，使局部的毛细血管收缩，起到散热、降温、止血、止痛及防止肿胀等作用的一种方法。冷敷在治疗腰部急性损伤方面有着不可替代的作用，可用于腰部炎症性疾患引起的高热或脊髓损伤引起的高热。值得注意的是，冷敷疗法仅限于伤后48小时之内的患者。

治疗时，患者取合适的体位（既能暴露需要冷敷的部位，又能舒适地保持一段时间），将预先准备好的冷敷用具放置在患处，每次冷敷大约20分钟。若使用冷巾、冷袋进行冷敷，最好每4～6分钟更换1次，以保证冷敷效果，可延长冷敷时间约至30分钟。冷敷完毕后，用干毛巾将冷敷部位的皮肤擦干。

9 红外线疗法

红外线是由太阳光谱中从波长 0.76～40μm 部分应用于治疗疾病的一种不可见光线，主要由热光源产生。短波红外线波长 0.76～1.5μm，其穿透能力强，可穿入组织 3～8 厘米。红外线作用于人体组织，能够加快细胞分子的运动速度，使局部发热，局部毛细血管扩张充血，加快新陈代谢，促进组织愈合，帮助患者恢复正常生理功能。红外线疗法适用于腰椎椎管狭窄、退行性腰椎肥大、腰椎棘上、棘尖韧带劳损、急性腰部损伤后（48小时以上）、腰椎间盘突出症、强直性脊柱炎等各种症状。

红外线疗法一般是用红外线灯局部照射病痛处。患者可将红外线灯对着腰部疼痛部位照射，灯距一般为30～50厘米，也可根据灯的功率大小与治疗局部具体情况随时调整，治疗剂量可根据患者的感觉、皮肤红斑及测定皮温等判定。一般患者感到腰

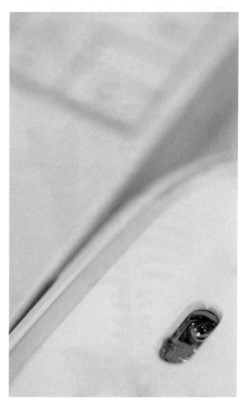

背部有舒适的温热感，皮肤出现均匀的桃红色斑，皮温不超过 45℃ 为适宜。剂量大小可通过改变灯距来调节，每次照射时间为 15 ~ 30 分钟，一日 2 ~ 3 次。

患者在使用红外线疗法时应注意避免烫伤等安全问题。

10 磁疗法

磁疗法是通过应用磁场作用于身体治疗疾病的方法，磁场作用于人体时可有效降低神经末梢的兴奋性及阻滞感觉神经的传导，改善局部血液循环，缓解神经末梢的压迫，加速炎症的吸收和消散，缓解和改善疼痛症状。

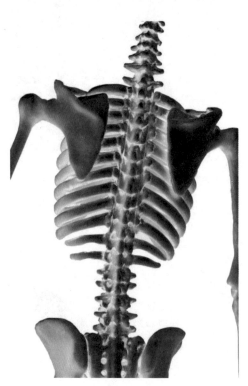

磁疗适用于急性腰扭伤、腰椎间盘突出症、强直性脊柱炎、腰背筋膜组织炎、腰椎退行性脊柱炎等疾病引起的腰痛。

磁疗法包括贴敷法、磁带法两种方法。具体做法如下：

（1）贴敷法：将磁片或磁珠用胶布贴在选定的疼痛部位或穴位上，可在多个穴位或痛点上多点进行，用一个磁铁敷贴时，用 S 极或 N 极贴接皮肤均可；用两个以上磁铁敷贴时，可用异名极对置、异名极并置或同名极并置。每隔 3 ~ 5 日检查或更换穴（点）后继续贴敷。

（2）磁带法：将多个磁片装置在金属带或宽布带上做成磁腰带，治疗时将磁腰带缚在腰上。具体操作方法与贴敷法相同，但不需用胶布黏着。适用于对胶布过敏患者，使用方便，但容易移动。

在选择使用磁疗时，体内有金属异物（如心脏起搏器、金属内固定物等）的患者应慎用。磁疗时如出现血压波动、头晕、恶心、嗜睡或失眠等不良反应，应停止治疗，不良反应严重者应为禁忌。

11 推拿按摩

推拿按摩方法对于治疗腰椎病具

有明显的效果，而且具有操作简单、舒适有效、并发症少、治疗安全、无痛苦等优点。推拿按摩的手法众多，经常采用的主要有抚摸法、揉背法、点压法、滚达法、放通法、叩打法、摇抖法等。

（1）抚摸法：患者俯卧于床上，操作者将跌打酒或按摩剂等润滑剂涂于患者腰背部，再以双手或单手从背后到腰部自上而下反复抚摸数次，动作节奏要稍快，直至皮肤发热为止。在采用抚摸法的过程中，要注意到腰椎畸形的顶点部位，肌肉痉挛程度，有无结节、痛点等情况。此法可使肌肉放松，血液循环加快。

（2）揉背法：双手叠加，以手掌大小鱼际肌全贴于患者背后，除操作者身体的重量外，还需双臂用力进行连环内旋的按揉。按摩顺序从斜方肌、背阔肌到腰大肌，反复揉按数次。在腰肌痉挛处或侧弯顶点处，按摩力度由轻到重，以达解除肌肉痉挛和深层脊椎骨之间韧带的粘连。可用于整骨，矫正畸形。

（3）点压法：用双手拇指指腹点压腰背部的督脉、俞穴经络，从上至下点压数遍。点压穴位时做到紧实有力，刚柔相济，并能刺激到肌肉组织的深部。点压力要由轻至重，先柔后刚。以达到疏通经络，祛风散寒、消炎止痛之目的。

（4）滚达法：用手背及小鱼际部位在腰部来回滚动，通过腕关节屈伸外旋的连续往返活动，力度可

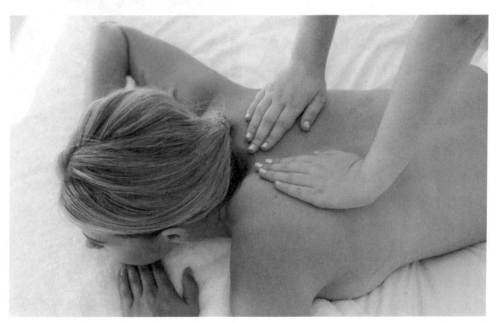

轻重交替，持续作用于腰部肌肉，也可用手半握拳的姿势，以示指、中指、无名指、小指四指的第一指间关节突为力点，作用于臀部的臀上神经和坐骨神经分布区。采用滚达法的时候要有节奏感，使腰部肌肉松弛，减轻疼痛。

（5）放通法：双手掌大鱼际或小鱼际贴于患者胸背部，利用操作者身体的重量作用在双手。双手掌左右来回作扇形晃动，力度由轻到重，手法要轻快自如。从上到下，从脊背部到腰部往返十余次，痛点处可加强推揉。此法使得腰背肌肉放松通达、解除肌肉痉挛，对脊柱侧弯能缓解矫正。

（6）叩打法：操作者双手半握拳，拳心虚空，左右两拳上下交替起落。从背部开始，经腰部直至腓肠肌小腿部。叩打时，腕关节要自然放松，用力均匀，叩打轻快，要有节奏感，使患者感到舒适轻松，肌肉放松。

（7）摇抖法：双手掌放在患者的腰部正中，来回推摇患者，使其身体左右摆动，肌肉放松。随后双手握住患者脚踝部，用力将患者提起并在空中作抖动动作，使患者躯干呈波浪状上下起伏。这一手法要求既有力又轻巧，才能使患者腰背肌肉进一步松弛。

（8）按揉法：操作者的拇指指腹部、肘尖部或手掌根部，在病变处作环形旋转施压，逐渐用力。拇指按揉法适用于肌肉起止点处或痛点较为表浅处，肘尖按揉法多用于肌肉丰满部位或痛点较深部位。此法具有放松肌肉、松解粘连等作用。

（9）弹拨法：操作者用拇指指尖或示指、中指的指端，在患者痛点周围的肌肉（或肌腱）上做纵向弹拨，直到患者有较强的酸胀感不能忍受为止。此法具有松解粘连、解除肌肉痉挛等作用。

（10）拿捏法：操作者用拇指、示指、中指和无名指形成钳形用力，

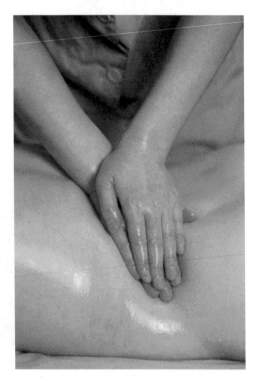

将腰背部（或腿部）肌肉（或肌腱）反复捏拿提起。可持续拿捏 30 ~ 60 秒，亦可一拿一放，反复多次。此法具有解除肌肉痉挛、通络止痛的作用。

（11）滚法：操作者用小指侧掌背、小指及环指根部在治疗部位上作连续滚动动作，在滚动的时候要有一定的力度，频率在每分钟 120 ~ 180 次为宜。此法适合于大面积的肌肉及软组织的放松，能够有效改善局部血液循环、松解肌肉痉挛。

（12）推法：医生用拇指指腹指峰或偏峰，附着在治疗部位或穴位上，腕部和指间关节做来回有节律的摆动，摆动频率在每分钟 100 ~ 200 次，这种方法可用左右手轮流操作或两手同时操作，此法具有解除肌肉痉挛、祛风散寒等作用。

推拿手法在推拿按摩疗法中非常重要，通常要遵守循序渐进，手法力量应从轻到重，活动幅度亦由小到大，手法从单纯到组合，节奏由慢及快，强度由轻到重，到达最大时，手法强度由强渐弱，由大到小，直至放松结束。

推拿时间的长短一般以患者感到舒适松快为宜，一般每次时间为 10 ~ 30 分钟，其中如施以重手法，则时间宜短些，若行轻手法宜适当推

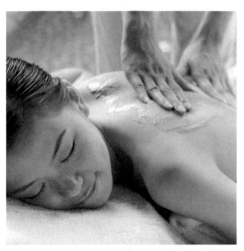

拿长些。年老体弱及病变部位深者，宜用轻手法且时间应延长些；年轻体壮者或病变部位浅者，可使用较重手法宜短时间推拿。根据治疗需要，一般为每日 1 次，若反应较重的重手法，可 2 ~ 3 日 1 次；而轻手法可每日 2 次；如果能够自我推拿可每日数次。

腰椎活动度在治疗期应控制在生理活动范围内进行，不能采用超常手法，摇晃、斜扳不宜过猛，以免患者在接受治疗的时候受到损伤，活动范围也要由小到大，并在放松适应过程中逐渐加大。

12 牵引疗法

目前临床上治疗腰椎疾病最有效、最方便的方法就是牵引疗法，通过牵引可减少椎间盘内压，拉紧其韧带及关节囊，扩大椎管内容。牵引方法繁多，但主要包括手法牵

引、垂直悬吊牵引、骨盆牵引、机械牵引四大类。

（1）手法牵引：患者俯卧或仰卧，上身固定，双下肢施以牵引。

①雷霆开弓牵引：患者俯卧在床上，腰部放松。医生双手叠加于患者腰椎上，其中一位助手位于患者头侧，将环形宽绳放置在患者双腋下，另一端套置助手的臀部，便于其向后坐时产生牵引力。另两位助手每人各牵患者一条腿，医生下令，助手们同时用力牵引并振压，当患者有轻松感，症状缓解即成功。一般做 2 ~ 3 次即可见效，不宜多做。此法不适用于有高血压病及心血管病的患者。

②双阳分身牵引：患者仰卧在床上，助手双手置患者腋下做对抗牵引、医生双手置患者双踝上，做屈髋、屈膝猛地伸直以牵引腰椎。

（2）垂直悬吊牵引：患者利用自身重量作为牵引力，多在垂直、悬空状态下做牵引，以避免摩擦力，增加牵引力。此种牵引多用于身体状况和全身情况较好者。

①单杠牵引：患者个人可以开展的一种牵引方法，人体上身重量约占体重的 40%，为腰椎压力的主要来源，当上肢紧抓高矮适中的单杠或门框时，双足离地使身体垂直悬空，使上身重量不再造成腰椎压迫，而利用悬空的下身重量作为牵引力对腰椎进行牵引，身体还可以做前后摆动。若是体格健壮、上肢有力的患者，还可以在双下肢挂上适量重物，以加重牵引力，此法每日可进行 2 ~ 3 次，每次可牵引数分钟，然后卧床休息数分钟，如此间断牵引 15 ~ 20 分钟。

②吊床牵引：患者胸部绑置牵引带，仰卧于自动牵引床上，床面与地面斜置成夹角，其角度随着需要逐渐

加大，一般从 30° 开始，6 ~ 10 日达到与地面呈 70° ~ 90°，使患者下半身逐渐悬空，从而起到逐渐加大牵引力的作用。每个步骤可分几次完成。每次牵引时间的长短根据患者需要及自身的耐受程度而决定。牵引后需卧床休息。

（3）骨盆牵引：用于腰椎的牵引，基本上是卧位牵引。在家庭条件下，多选用骨盆牵引。在硬板床上，利用重锤或重物的重量作为牵引力，体重作为反牵引力进行牵引。骨盆牵引装置由骨盆牵引带、牵引绳、滑轮及滑轮固定架、牵引重物组成，牵引重物选用标准的金属重锤最好，但在家庭内牵引时，也可以就地取材，用沙袋、砖头或其他小重量物品代替重锤使用。选择物品的实际重量要符合牵引要求，一般按患者体重的 1 / 10 ~ 1 / 8 即可，牵引带装置完毕后需要将床脚抬高 20 ~ 30 厘米，牵引重物距离地面的高度以 40 ~ 60 厘米为宜。每日牵引时间应不少于 3 小时，每一疗程以 3 ~ 4 周为宜。

（4）机械牵引：此方法需要特制机械牵引床专门牵引设备进行牵引治疗。牵引往往是电动甚至是电脑自动控制，在牵引的同时进行一些物理治疗。床面分上半身和下半身，均可控制来回滑动。上半身床面主要控制患者上半身做自动间歇往返慢牵引及持续静牵引；下半身床面控制患者下半身做脉冲牵拉。还有一些机械牵引采用了比较先进的电脑牵引装置，牵引力量能够根据患者的自身需要进行调节，对不适当的牵引力量可以发出警报，还可显示腰背肌张力大小的变化。

13 针灸疗法

针灸疗法主要通过针刺、艾灸方法，刺激人体的一定穴位或痛点，以激发经气，行气通络，调节人体机能，达到治疗疾病的目的。临床治疗常采用体针、电针、耳针、水针、艾条、

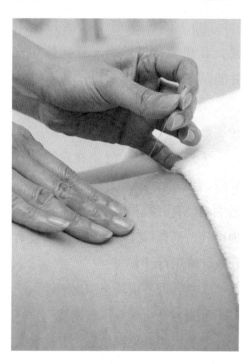

艾炷灸等治疗方法。

（1）取穴原则

①局部取穴：在病损局部或痛点取穴。

②邻近取穴：在病损局部附近选取有关俞穴。

③循经取穴：根据伤病所在的脏腑、经络，取本经的穴位，配穴时可远近相配。

④对应取穴：根据左右经脉相通的原理，可左病右取，右病左取。

⑤经验取穴：根据临床实践积累选择穴位。

（2）穴位选定，以左拇指按压，并用指甲轻掐一"+"字纹，作为进针标志。

（3）体位选定，根据穴位不同，让患者选择适当、舒适体位，并能保持持久为宜。

（4）进针，通常针刺入皮肤时速度要快，可减轻疼痛。

（5）行针与得气当在穴位处行针后，患者会感到局部酸胀、麻重感。医生则会有沉紧和被吸引感觉，称之为得气。只有得气时采用针灸才会有疗效。常用行针方法：

①进：即针由浅至深逐渐深入。

②退：针由深至浅逐渐捻出。

③捻：将针来回捻转，是一种较

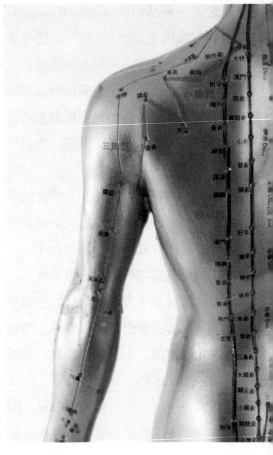

柔和的方法。

④捣：在所刺部位针反复进、退，但不退出皮肤。

⑤搓：用拇、示指持针，如搓线样将针向一个方向搓捻。

⑥留：针刺得气后，针要在穴位内停留一定时间。

腰椎病的常用穴位

（1）肾俞穴：位于第2腰椎棘突旁开1.5寸。主治腰痛、膝冷、肾虚。

（2）白环俞穴：位于第4骶后孔，背正中线旁开1.5寸。主治坐骨神经痛、腰骶、骶尾部痛、梨状肌损伤综合征。

（3）环跳穴：侧卧、屈髋，在股骨大转子最高点与骶骨裂孔（尾骶骨）连线的外1/3与内2/3交界处。主治腰腿痛、坐骨神经痛。

（4）委中穴：位于腘窝横纹中点。主治腰背痛、小腿腓肠肌痉挛。

（5）阳陵泉穴：屈膝，在腓骨小头前下方凹陷中取之。主治下肢病症。

腰椎病的备用穴位

（1）大肠俞穴：第4腰椎棘突下，腰阳关旁开1.5寸。主治腰腿痛、腰扭伤、骶髂关节痛、便秘等。

（2）小肠俞穴：与第1骶后孔齐平，背正中线旁开1.5寸处。主治腰骶痛、骶髂关节痛、坐骨神经痛。

（3）夹背穴：第1颈椎起至第5腰椎止，每椎棘突旁开0.5～1寸。主治项背、腰部痛及上、下肢痛等。

（4）秩边穴：第4骶椎棘突旁开3寸。主治腰骶痛、下肢及坐骨神经痛等。

（5）委中穴：腘窝横纹中点上1寸。主治腰腿痛、膝关节痛等。

（6）髀关穴：仰卧，在髂前上棘与髌骨外缘的连线上，平臀横纹处。主治腰腿痛、下肢麻痹等。

（7）足三里穴：外膝眼下3寸、胫骨外侧约1横指处。主治腰腿酸痛、膝关节痛等。

（8）承山穴：腓肠肌肌腹与肌腱之间凹陷端的顶点。主治腰背痛、坐骨神经痛等。

（9）悬钟穴：外踝上3寸、腓骨后缘。主治腰腿痛、落枕、足踝损伤等。

（10）昆仑穴：外踝尖与跟腱中点凹陷中。主治腰背痛、坐骨神经痛、头痛项强、踝关节疾病等。

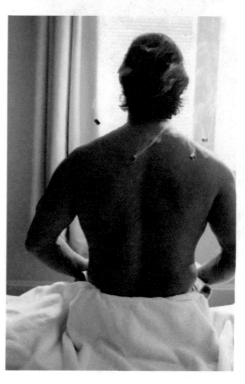

艾灸疗法

艾灸疗法就是将艾炷直接放在穴位上灸。艾炷是用艾绒捏成的圆锥形小体，每燃烧尽1个艾炷称为"1壮"。一般以艾炷的大小和壮数来掌握刺激程度，一般灸7～9壮为宜。

为防止倾斜，施灸前可先在穴位局部皮肤上涂以少量大蒜汁、凡士林或清水，以增加黏附性或刺激作用。

艾灸直接灸临床可分为瘢痕灸、无瘢痕灸和发疱灸三种。

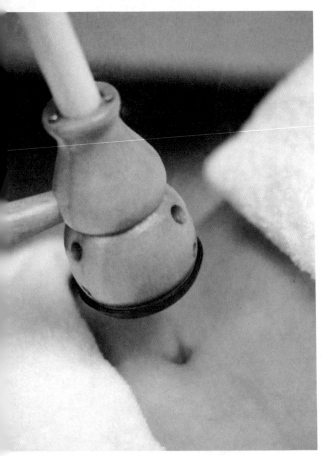

（1）瘢痕灸（又称化脓灸）：用火点燃小艾炷，每壮艾炷必须燃尽，除去灰烬，再更换新炷。灸时可产生剧痛，术者可拍打施灸穴位四周，以缓解疼痛。待所需壮数灸完后，施灸局部皮肤往往被烧破，可贴敷生肌玉红膏于创面，每日换贴1次，1周以后即可化脓，5～6周灸疮结痂脱落，局部留有瘢痕。

临床常用于瘰疬，皮肤溃疡日久不愈，疣、痣、鸡眼及局部难治之皮肤病。

（2）无瘢痕灸：施灸后局部皮肤红晕而不起疱，且灸后不留瘢痕。临床应用中、小艾炷，施灸时患者稍觉灼痛即去掉艾炷，另换1炷。以局部皮肤红晕、无烧伤、自觉舒适为度。临床适用于湿疹、痣、疣、疥癣及皮肤病溃疡不愈。

（3）发疱灸：用小艾炷。艾炷点燃后患者自觉局部发烫时继续灸3～5秒。此时施灸部位皮肤可见1艾炷大小的红晕，1～2小时后局部发疱，一般无需挑破，外敷消毒纱布3～4日后可自然吸收。临床用于疮肿、瘰疬、白癜风、皮炎、疥癣等的治疗。

1 艾炷间接灸的方法

此法是用药物将艾炷与施灸腧穴

部位的皮肤隔开而施灸的一种方法。此种灸法可产生艾灸与药物的双重作用，是临床广为应用的一种灸法。

（1）隔姜灸：将鲜生姜切成3～4毫米厚的姜片，中间以针刺数孔，放置穴位处或患处，上置艾炷施灸。老年患者感到局部灼热疼痛，可将姜片稍提起，然后放下再灸，灸完所规定的壮数，至局部皮肤红晕为度。多用于皮肤冷痛、虚寒性慢性病、面瘫、冻疮、皮肤慢性溃疡、疮癣等的治疗。

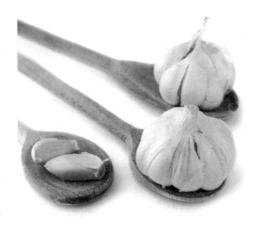

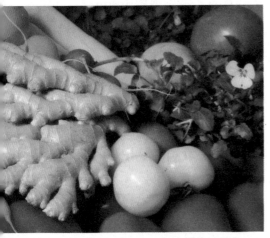

（2）隔蒜灸：将鲜蒜切成3～4毫米厚的片，中间以针刺数孔。具体灸法同隔姜灸。隔蒜灸后多有水疱，注意皮肤护理，预防感染。多用于治疗瘰疬、疮毒、皮肤红肿、瘙痒、毒虫咬伤、肺结核等。

（3）隔盐灸：用纯净的食盐填平脐中，或于盐上再置一薄姜片，上置大艾炷施灸。本法适用于阳痿不起、

滑泄、不孕、荨麻疹、瘙痒症，以及美容、保健、抗衰老等。

（4）隔附子饼灸：将附子研咸粉末，加面、酒调和制成直径2～3厘米、厚约0.8厘米的附子饼，中间以针刺数孔。具体灸法同隔姜灸。多用于身肿、面黑有尘的皮肤色素沉着病和疮疡久溃不敛等。

2 艾条灸的方法

此法是用薄绵纸包裹艾绒卷成圆筒形的艾条，施灸时点燃一端，在穴位或患处施灸。艾条灸法又分为温和灸、雀啄灸等。

（1）温和灸：将艾条的一端点燃，对准施灸部位，距皮肤1～2厘米进行熏灸，使患者局部有温热感而无灼痛，一般每穴施灸3～5分钟，以皮肤红晕为度。多用于面瘫、眼袋、皱纹、白癜风、皮肤瘙痒症、雷诺征、斑秃、荨麻疹、血管炎、风疹及皮肤

疱疹久不收口等多种疾病。温和灸多用于灸治慢性病。

（2）雀啄灸：点燃艾条一端后，与施灸部位并不固定在一定距离，而是像鸟雀啄食一样，一上一下地施灸，称为雀啄灸。而将艾条反复地旋转施灸，则称为回旋灸。本法适应证基本同上，但雀啄灸多用于灸治急性病。

灸疗是以中医脏腑经络基础理论为指导的一种治疗方法，因此，使用时，首先要根据疾病的痛位、病性等辨证选穴，这样才能收到预想的效果。灸治是一种热疗，它是借助于艾灸的温热而疏通经络，故在施灸时，切不可距离太近，以免灼伤皮肤，造成感

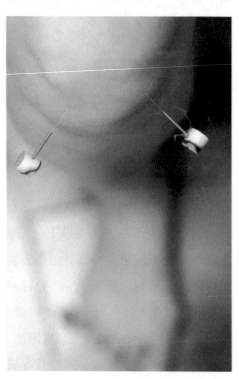

染。更要防止艾团的火花迸射，烧伤皮肤。

耳穴贴压疗法

耳穴的治疗方法很多，有毫针、电针、埋针、压丸法等。

压丸法是临床最常用的方法之一，即在耳穴表面贴敷压丸替代埋针的一种简易疗法。此法具有操作方便、安全无痛、不良反应小、刺激持续长久等优点，特别适用于老年人、儿童及对疼痛敏感的患者。临床治疗腰痛患者压丸法操作如下：

1 取穴

常用耳穴有神门、肾、腰骶椎、坐骨、臀、上耳背、中耳背、下耳背等穴，每次选用 4 ～ 6 个穴位。可根据病情轻重而随之加减。

2 消毒

为防止药丸磨破或压伤皮肤而引发感染，治疗前药丸也要认真消毒，用 75% 酒精擦拭。

3 压丸方法

压丸材料有很多种，如绿豆、菜菔子、油菜籽、王不留行籽等，其中以王不留行籽最为常用，因其表面光

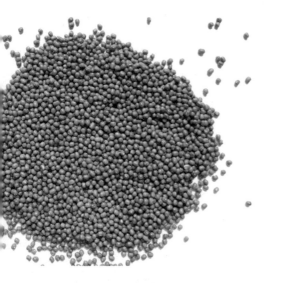

滑，大小和硬度适中。应用时，将王不留行籽贴附在 0.5 厘米 ×0.5 厘米大小胶布中央，用镊子夹住贴敷在选用的耳穴表面。患者每日自行按压数次，每次每穴按压 0.5 ~ 1 分钟。3 ~ 5 日更换 1 次，5 ~ 10 次为 1 个疗程。双耳交替。

穴位药物疗法

穴位药物疗法，至今约有 3000 多年的历史，与汤剂有异曲同工之妙。是中医治病的一种外治方法。在我国广大劳动人民群众中流传已久。随着中西医结合研究的不断深入，穴位药物疗法有了新的发展。不仅仅是采用中药粉末在穴位上贴敷，而且还有了更新的发展。药物通过穴位经络传入刺激信息，激发和调整机体内在的生理功能，使之重建正常的动态平衡，以达到治愈疾病的目的。

（1）散剂：可将多种药物经过粉碎后，混合均匀而成。剂量可随意加减，稳定性高，储存方便，疗效迅速。一般取药末用水调和成团，贴于治疗穴位，定期更换。如治疗腰痛的"腰痛散"，贴敷在肾俞上，胶布固定。

（2）糊剂：可将粉剂用黏合剂如酒、醋、鸡蛋清等，调匀后涂于穴位，外盖纱布，胶布固定。这种糊剂可缓缓释放药效。如治疗虚寒性腹痛的"腹痛散"，女性月经不调用"调经糊"是将药末用酒调后，贴敷穴位。因醋能软坚散结、祛瘀止痛；酒能活

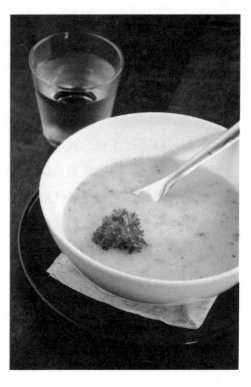

血散瘀，祛风除湿，宣经通络。两者外用，可使人体血管扩张、皮肤充血，从而改善血液循环，有利于药物的渗透和吸收。

（3）膏剂：可将药物粉碎过筛后，取药末适量，加入葱、姜或蜂蜜调和，贴在穴位上。如"咳嗽膏"用蜂蜜制，因为蜂蜜本身营养丰富，有镇咳、缓下、解毒调和百药的功效，不仅润滑黏合，并有还原性，可防止某些药物的氧化变质。"哮喘膏"用生姜制成，"头痛膏"用葱白捣烂、摊贴穴位。姜、葱可以温中散寒通阳，易于激发穴位功能，发挥疗效。

（4）饼剂：将药物粉碎过筛后，加入适量的面粉和黏合剂调匀，做成小饼状。如治疗虚寒性腹泻。

运动疗法

我们可以通过正确的锻炼方法来达到减轻症状，预防疾患的目的。许多腰椎病患者可以通过一般性的体育运动起到增强骨骼与肌肉的力量，达到治疗和预防疾病的作用。当然，在进行任何体育运动练习之前都应该得到医生的允许和指导。练习的要点是坚持规律性和持久性（比如，每天或隔天练习），练习之前一定要进行热身活动，练习之中要调整呼吸，即用力时深吸气，放松时呼气。

（1）背肌、髋肌、下肢肌力练习：身体贴墙站立，两腿分开与肩同宽。身体沿墙慢慢下滑逐渐呈蹲位，保持此姿势5秒后再慢慢站起。重复5次。

（2）背肌、髋肌肌力练习：俯卧位，抬起左腿，保持姿势10秒后大腿放下。重复5次，换右腿用同样的方法练习。

（3）腹肌、髋肌肌力练习：仰卧位，左腿伸直抬离床面，保持姿势10秒后左腿放下。右腿用同样方法进行练习，重复5次。如果伸直腿困难也可以弯腿练习。

同时，也可以坐位练习，直腿抬高至腰水平后慢慢地放下，重复5次。

（4）腹肌肌力练习：仰卧位，屈膝。头和肩部慢慢抬起，用手触摸膝部，保持姿势10秒，重复5次。

（5）髋肌、背肌肌力练习：站于椅背后面，左腿向后伸直摆腿，

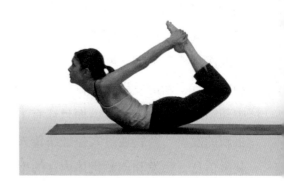

94

慢慢回到原位，重复 5 次。右腿同法练习。

（6）背肌伸展练习：仰卧，屈膝，两手放在膝盖以下部位。使胸部慢慢向膝盖靠拢。不要抬头，使腿呈直线状态。重复 5 次，每天可练习数次。两脚略分开，两手扶腰，两腿伸直，尽可能地后弯腰，保持姿势 1 ~ 2 秒。

除了通过锻炼身体局部部位和骨骼预防腰椎疾病以外，也可以采取一些运动项目来对疾病进行预防和治疗。

1 ▶ 步行

世界卫生组织（WHO）提出：最好的运动是步行。这是因为人是直立行走的，人类的生理与解剖结构最适合步行。步行锻炼还有利于防治关节炎。《五言真经》有云："竹从叶上枯，人从脚上老，天天千步走，药铺不用找。"由此说明，人之健康长寿始于脚。另有最新科学研究表明，步行锻炼有利于精神放松，减少焦虑和压抑的情绪，提高身体免疫力。步行锻炼能使心血管系统保持最大的功能，比久坐少动者肺活量大，有益于预防或减轻肥胖。步行能够促进新陈代谢，增加食欲，有利睡眠。此外，

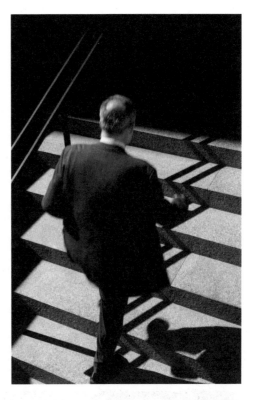

步行还可以有效预防和治疗各种腰椎疾病，适当有效的步行可以明显降低血脂，预防动脉粥样硬化，防止冠心病。但是，步行要达到防治疾病的目的，需要掌握科学要领，即以"坚持、有序、适度"为原则。

（1）坚持：步行是健身抗衰老的法宝，步行是唯一能坚持一生的有效锻炼方法，是一种最安全、最柔和的锻炼方式。步行最为简单而且方便，不需要特殊的场地，一年四季都可以进行。我们可以将其融入生活与大自然，轻松、快乐的进行锻炼。比如提前两站下车，走路

回家；平日尽量少乘电梯多走楼梯；多去野外郊游等等。

（2）有序：步行运动要循序渐进的进行，开始时不要走的过快，逐渐增加运动时间，加快行走速度。例如最近几个月活动很少，或有心脏病以及年龄超过40岁者，开始的时候可以只比平时稍快，走10分钟，或者是先快走15～20分钟，休息2分钟，再快走15～20分钟。也可根据情况，一次走3分钟，多走几次。一周后，身体逐渐适应，可以先延长运动的时间，直至每日锻炼半小时，并逐渐增加步行速度。

（3）适度：步行除了要坚持循序渐进之外，还应注意"三个三、一个五、一个七"。"三个三"指的是每天应至少步行3公里、30分钟，根据个人的情况，每日的运动量可以分成3次进行，每次10分钟，一公里效果是一样的。"一个五"指的是每周至少要有5天的时间来运动。"一个七"指的是步行不需要满负荷，只要达到七成就可以防病健体。运动强度以步行时还能交谈为原则。可依体能状况，慢慢把时间延长，但最多以1小时为限。运动前、后别忘了做肌肉、关节的柔软操。

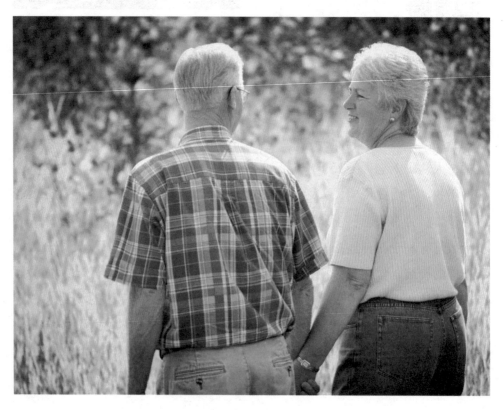

步行消除腰椎病是对本身承受力的负荷能力的测试，在步行时只要自我感觉良好就可以了。呼吸要同步行的节奏保持一致，若是出现气短或胸闷，应立即休息或放慢行走的速度。在步行的前 15 ～ 20 分钟，脉搏每分钟增加 15 ～ 20 次是正常的，之后脉搏逐渐恢复原来的跳动速度。如果出现血压的高压降低、低压升高，尤其是伴有脉搏加快的情况，表明体力负荷大，应减少运动量。

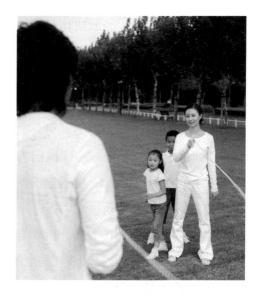

2 跳绳

中国人有一句俗话，叫做"跳一跳，十年少"。近年来国内外的一些健身运动专家也格外推崇跳绳运动。尤其是在气温较低的季节，最适合做这项运动。在跳绳运动中，人的腰椎和腰部肌肉的压力都能够随着一次次的跳跃而得到有效的放松。从运动量来说，持续跳绳 10 分钟，与慢跑 30 分钟或跳健身舞 20 分钟相差无几，可谓耗时少，耗能大的有氧运动。

除了舒缓腰椎与腰部肌肉的压力之外，跳绳还是一种对多种脏器具有保健功能的运动。健身专家强调说，跳绳能增强人体心血管、呼吸和神经系统的功能。跳绳可以预防诸如糖尿病、腰痛、关节炎、肥胖症、骨质疏松、高血压、肌肉萎缩、高血脂症、失眠症、抑郁症、更年期综合征等多种疾病，对哺乳期和绝经期女性来说，跳绳还具有放松情绪的积极作用，因而也有利于女性的心理健康。

凡是增氧运动皆有健脑作用，其中尤以跳绳运动为佳。跳绳运动能够帮助大脑神清气爽，这是因为运动能促进脑中多种神经递质的活力，使大脑思维更为活跃、敏捷，同时，运动可提高心脏功能、加快血液循环，使大脑获得更多的氧气与养分。中医理论认为，脚是人的根本，人体当中有 6 条经脉及 60 多个穴位在脚部交错汇集，跳绳可促进脚部气血循环，使人顿感精神舒适，行走有力，可起到通经活络健脑和温煦脏腑的作用，提高人的思维能力和想象能力。

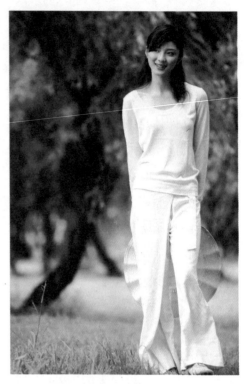

跳绳所用的绳子一般应比身高长 60～70 厘米，最好是实心材料，太轻的反而不好。跳的时候，用双手拇指和食指轻握，其他手指只是顺势轻松地放在摇柄上，不要发力。另外，跳绳的时候要挺胸抬头，目视前方 5～6 米处，不要低头依靠感觉支配膝关节和踝关节的运动。

在跳绳的运动安排方面，医学专家建议遵循"跳绳渐进计划"。初学时，仅在原地跳 1 分钟；3 日后即可连续跳 3 分钟；3 个月后可连续跳上 10 分钟；半年后每日可实现"系列跳"（如每次连跳 3 分钟，共 5 次），直到一次连续跳 30 分钟。一次跳 30 分钟，就相当于慢跑 90 分钟的运动量，已是标准的有氧健身运动。

需要注意的是跳绳者应穿质地软、重量轻的高帮鞋，避免脚踝受伤。绳子要软硬、粗细适中。初学者通常宜用硬绳，熟练后可改为软绳。要选择软硬适中的草坪、木质地板和泥土地上场地，千万不要在硬性水泥地上跳绳，以免损伤关节，并易引起头昏。跳绳时须放松肌肉和关节，脚尖和脚跟须用力协调，防止扭伤。体型肥胖者和中年女性宜采用双脚同时起落的跳法。同时，跳跃的高度也不要太高，以免关节因过于负重而受伤。跳绳前

先活动一下脚部、腿部、腕部、踝部以适应之后的跳跃动作，防止受伤。跳绳后则可做些放松活动。

3 倒退行走

倒退行走就是连续地向后退着走路，在晨起锻炼的人群中，我们经常会看到有些人在倒退行走。腰椎疾病大多是因为腰部肌肉力量、韧带强度不够，腰椎稳定性差引起的。"倒退行走"这种锻炼方法可增强腰背肌群力量，加强腰椎的稳定性及灵活性。倒退行走是人体的一种反向运动，它的消耗量比散步和慢跑都要大，对腰臀、脑部肌肉锻炼效果明显。身体的

躯干是略为向前屈的，倒走正好相反，这样腿、臀、腰得到功能性锻炼。此外，倒走的时候，与骨盆倾斜和向前行走方向相反，能够使受伤的肌肉得到休息。"倒退行走"动作简单易学，可根据个人情况，掌握活动量，下面介绍两种具体方法，供大家参考：

（1）叉腰式：预备姿势：直立，挺胸抬头，双手叉腰，拇指在后，其余四指在前。拇指点按腰部双侧"肾俞"穴（位于第2腰椎棘突下，旁开1.5寸处）。

动作：倒退行走时先从左腿开始，左腿尽量后抬，向后退出，身体重心后移。左前脚掌先落地，随后全脚着地，重心移至左腿后再换右腿，左右腿交替退着走。每退1步，用双手拇指按揉"肾俞"穴1次。

（2）摆臂式：预备姿势：直立，挺胸抬头，双目平视，双臂自然下垂。

动作：双腿动作同叉腰式，倒退行走时双臂配合双腿的动作进行前后摆动。

倒退行走锻炼每日宜2次，可每日早、晚各进行1次，每次20分钟，一般以每次锻炼后，稍事休息，疲劳感即逐渐消失为宜。场地要选择平坦、无障碍的地方，锻炼时要尽可能挺胸。

4 水中运动

人体的相对密度比水小，因此在水中会产生浮力，身体承受的重量负

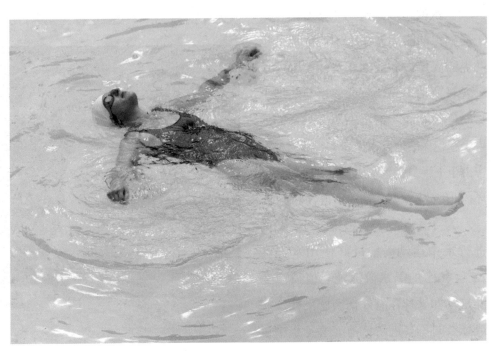

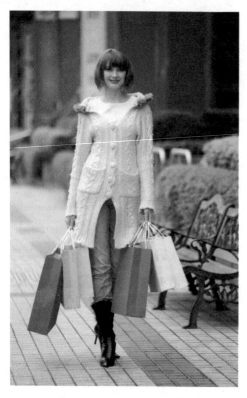

担要比陆地上的运动轻，对腰的损伤也少。水的密度是空气的800倍，由于受到水的阻力，在水中比陆地上运动更需要用力才能活动身体，因此仅仅轻轻活动手脚，就会取得与陆地上长时间运动相当的增强肌肉力量的效果。水越深的地方水压越大，因此在水中由于下半身受到水压，可促进血液循环，肌肉放松，受伤的关节也容易复原。

为了帮助腰椎患者的康复而进行水中运动时，最好使用水温在28～30℃的温水游泳池。值得注意的是，如果身体有外伤、感染性疾病或感冒时不要进游泳池，避免水中运

动。即使使用温水游泳池，也要先做轻微的屈伸运动和挥臂等热身运动之后再进入游泳池。

下面介绍四种效果显著的水中运动，供患者作为参考：

（1）基本的步行：身体浸入水中至胸部，伸展背肌，先慢慢地在水中步行，待身体适应水中行走环境后则逐步加快速度。开始时每次大致行走5～10分钟。

（2）用打水板步行：两手放在打水板上面，一直往前走。适应后，向后行走。通过前后行走，可以使身体两侧的肌肉得到锻炼。

（3）靠池边向后上方踢腿运动：抓住池边，弯曲一只腿的膝盖，慢慢向后上方踢另一只腿。左右交互进行，

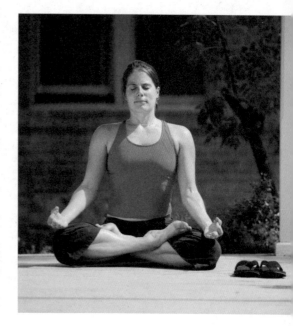

每回 4 ～ 5 次。

（4）抱大腿运动：身体能够轻松地步行与靠池边运动后，可以站在水中进行增强腰背肌、臀部和腿部肌肉的运动。抱住一条大腿拉到腹部，左右交互进行，每回 4 ～ 5 次。

5 伸展瑜伽

瑜伽可以使紧张的肌肉得到放松，矫正身体变形的部位。同时能够使情绪得到稳定，改善腰痛，从身心两方面促进健康。运动前进行柔软体操，通过反作用来伸展肌肉。伸展瑜伽是通过缓慢伸展，恢复肌肉柔韧性，调节精神。肌肉在呼气的时候松弛，吸气的时候紧张。伸展瑜伽通过不断地呼吸，给肌肉输送新的氧气，促进血液循环，保持柔软而富有力量的肌肉，进而通过深呼吸，精神也会越来越安定。

正如任何运动都需要热身一样，在做正式的伸展瑜伽的姿势之前，也必须做准备活动，这样能够防止出现肌肉断裂、毛细血管损伤等事故。

6 伸展脚尖

（1）席地而坐，两腿伸直，一面呼气一面弯曲左右脚趾。交互进行，每回 3 次。

（2）一面呼气，一面将脚掌放倒着地。然后一面吸气，一面将跟腱伸直拉到面前。左右交互进行，每回 3 次。

（3）席地而坐，弯曲一条腿放在伸直的腿上，用手转动脚踝，直至灵活，左右都做。然后，用手揉脚掌，用拳头敲打，一根一根地拉脚趾，使关节灵活。这个动作同样左右进行。

7 伸展背部

席地而坐，弯曲一只膝盖，拉到面前，挺胸。接着弯曲脊部并使下颚

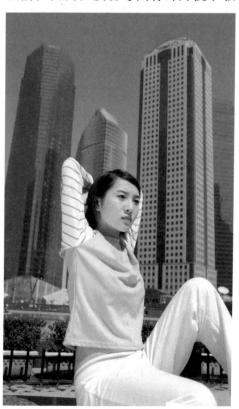

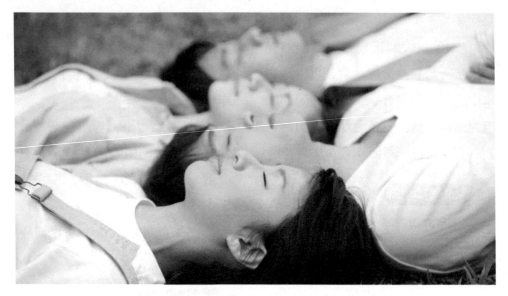

贴胸，再将弯曲的腿向地上伸出。左右交互进行，每回3次。

8 伸腰

将两手拄在身后，并拢双腿，抬起腰部，突出下颚如同后视。进行3次，若感到腰疼时，应立刻停止。

9 伸展身体侧面

向一侧扭转上半身。左右各进行3次。

10 伸展手腕

（1）端坐在双脚上，伸直双臂，张开手指。

（2）然后将手指用力张开，手掌向前，做招手姿势4～5次。

（3）左右拧转手腕，使关节灵活。

11 伸展颈肩

（1）端坐在双脚上，双手放在膝盖上，慢慢转动脖子，并前后俯仰。

（2）端坐在双脚上，一面吸气一面抬起双肩，再一面呼气一面将双

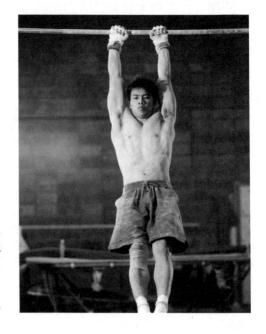

肩迅速放下。然后轻弯肘部，从后往前，再从前往后慢慢转动双肩。前后各 3 次。

12　悬垂

　　腰椎疾病患者可利用门框或单杠等物进行悬垂锻炼。每日早、晚各 1 次。悬垂锻炼不仅使腰等部位得到放松，而且还增强了局部血液循环和新陈代谢。悬垂时应使腰部及下肢得到放松，使身体自身重量自然下垂，以达到牵引腰椎的目的；悬垂的上下动作一定要轻，避免因跳上跳下的动作过重而损伤腰椎，加重病情。悬垂法锻炼要循序渐进，运动量逐渐增加，并持之以恒。

13　爬行

　　爬行运动是指腰椎疾病恢复期患者四肢着地进行爬行锻炼。爬行锻炼能调整血液循环和血液分配，减轻心脏和脊柱的垂直负荷，对于防治心脑血管疾病及腰腿痛的康复有帮助。因为运动医学专家观察到，四肢爬行的动物比直立行走的动物血液更流畅，而且很少患腰椎疾病。具体运动方法为：双手、双膝着地或着床，头部自然上抬，腰部自然下垂，爬行长度为 20 米左右。

14　慢跑

　　慢跑适宜腰椎疾病恢复期患者。慢跑只是一项方便灵活的锻炼方法，

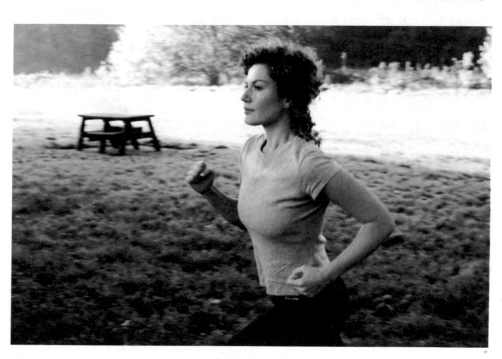

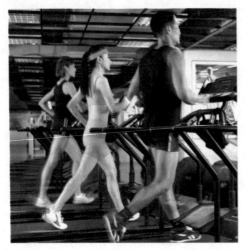

法，对于腰椎疾病患者、体弱者特别适宜。它有利于活跃人体生理功能，行气活血，疏通经络，从而增强体质，提高机体抗病能力。

站立姿势，双腿站直，全身肌肉放松，两肩、两臂自然下垂与肩同宽，双肩放松，掌心向内，眼平视前方。摆臂动作：按上述姿势站立，全身松静 1 ～ 2 分钟，双臂开始前摆（向上甩），以拇指不超过脐部为度（即与身体 45°），反回来，以小指外缘不超过臂部为限。如此来回摆动。甩手要全身放松，特别是肩、臂、手部，以利气血通畅，以腰腿带动甩手，不能只甩两臂，腰动才能增强内脏器官，甩手时要自然呼吸，甩手后保持站立姿势 1 ～ 2 分钟，做些轻松活动即可。

老幼皆宜，已日益成为人们健身防病的手段之一。坚持慢跑不但能够增强体质，延年益寿，而且还是有效防治腰椎疾病的特效疗法，但是腰椎病患者应该严格遵守运动量。

腰椎疾病患者恢复期可能进行短距离的慢跑，从 50 米开始，逐渐增至 100 米、150 米、200 米，速度一般为 100 米 /40 秒 ～ 100 米 /30 秒。短距离慢跑或跑步练习可每日 1 次，年龄稍大的患者可每隔 2 ～ 3 日跑 1 次，每次 20 ～ 30 分钟，跑的脚步最好能配合自己的呼吸。可距两三步吸气，再跑两三步呼气，跑步的时候，两臂以前后稍向外摆动较为舒适，上半身稍向前倾，尽量放松全身肌肉，一般以脚尖着地。

15 甩手

甩手是一种十分简易的锻炼方

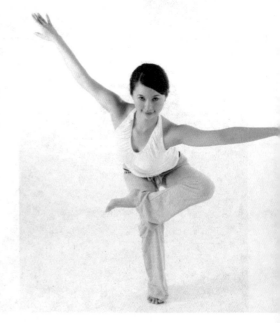

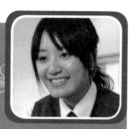

每个人都有自己的生活习惯，良好的生活习惯可以帮助我们预防疾病。腰椎病就与生活习惯密切相关，多半可以通过预防来远离疾病。而对于已经遭到疾病困扰的人，如果护理得当，也会在很大程度上减轻病痛。

腰椎病的预防与康复护理

腰椎病的康复护理

随着人们对生活质量要求的提高，人们不但要求治愈疾病，还要求恢复功能，能够重返工作岗位，于是康复治疗应运而生。康复治疗，是继预防与治疗医学之后，近年所兴起的第三医学。这在大多数患者，经过康复治疗后是可以达到的。即使在少数腰椎病患者不能达到以上要求，在日常生活中亦能做到生活自理。这样对个人、家庭乃至单位和社会都具有相当积极的意义。

1 康复疗法的分类

腰椎病是由许多疾病所产生的症状，因此每一个患者所采取的康复措施不可能一样。康复护理主要包括以下几种：

（1）精神疗法

①消除急躁情绪：腰椎病多为慢性病，治疗不可能立刻见效，因而需要较长的疗程。对此患者要有充分的思想准备，耐心的配合医生接受治疗，任何急躁情绪，都会不利自身健康，甚至诱发其他疾病，因此，应消除急躁情绪并设法克服与改变这种心理状态。

②消除悲观心理，树立信心：对腰椎病患者，特别是反复发作者，要让患者了解其发病规律，让其懂得，

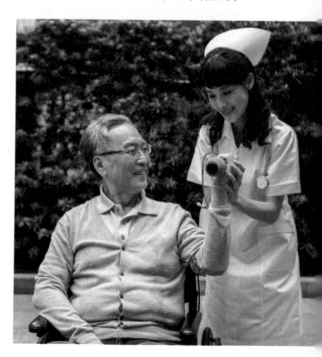

大多数疾病都是可以治愈并预防复发的，只要通过合理与及时的治疗，都可取得满意疗效，能够恢复。

③暗示疗法：暗示疗法与患者心理作用有关，尤其伴有下肢神经症状者，可适当加以积极的心理暗示，可以有效促进患者恢复健康。

（2）生活自理训练

对于患病严重，经治疗后腰脊髓神经仍不能恢复的患者或者肢体已失去正常功能的患者，经过康复治疗，使病情好转或能够做到生活自理，这不仅对患者是精神安慰，而且对家庭、社会都大有益处。

①肌力训练：失去神经支配的下肢容易产生水肿、褥疮、肌萎缩等，即使是经过治疗其神经恢复也需要半年或一年以上的时间，有的甚至不能恢复。在此情况下，应多对下肢进行按摩，活动关节，发挥其他肌肉的功能活动，这样可避免截瘫并发症，并能够避免或减少肌肉萎缩，一旦神经恢复，其相应肌肉、关节功能就可随之恢复。

②行走训练：双下肢还保留部分功能，但不能维持平衡或行走者，为增强生活信心，促进下肢功能恢复，可采用假肢、下肢功能支架及拐杖、手杖、护膝、护踝等辅助支撑来维持

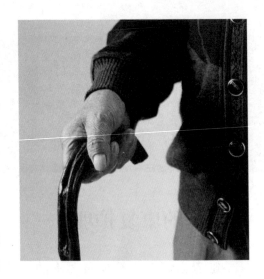

关节功能和下肢平衡，帮助在室内或户外活动。

③使用拐杖训练：拐杖最为常用，拐杖的高度以站立时拐杖上端距腋下 2 ~ 3 厘米为宜，过高压迫患者腋窝的神经血管，过低可迫使患者弯腰，容易产生疲劳。使用时应使身体保持平衡，拐杖应放在身体两侧与肩同宽，利用手臂的力量支撑身体，拐杖每向前迈一步，不能超过正常步态大小，行走要稳，以免跌跤。

④轮椅训练：轮椅品种诸多且功能不一。患者应根据身体需要，首先从方便、安全方面考虑，其次再从改善功能方面考虑。使用轮椅首先要熟悉功能，然后试用，试用时应有人帮助或指导，逐渐独立操作，活动范围逐渐加大。

⑤家务劳动训练：如病变较重的

人在解决了生活自理的同时，可以帮助家人做力所能及的家务活以训练肢体的协调能力，如做饭、洗衣、整理桌子、传达电话、择菜、帮助和督促儿童学习等，这样不但能找回人生价值，改善精神面貌，增加生活兴趣，而且活动肌肉、肢体关节，有利重建功能。

（3）功能训练

①体育锻炼：腰椎患者经治疗后，需要通过一些训练以巩固疗效，使全身各脏器功能得以恢复，因此，参加体育锻炼是一种极佳的训练方式。中老年人适合参加动作柔和、运动量不宜大的运动项目，如早、晚散步，倒走、太极拳、太极剑等较为合适。中青年患者则以腰背肌锻炼、杆上运动等活动量大些的康复体育锻炼较好。

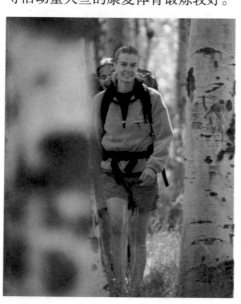

有条件者，可在专门的康复中心或体疗中心，在专业人员指导、帮助下锻炼，更为合理、有效。

②肌肉力量锻炼：手术后或卧床时间长的患者应该通过逐步训练以增加下肢肌力，其中最重要的是增强股四头肌及小腿三头肌的力量，以直腿抬高、下肢负重抬举等方式反复训练膝关节的伸展，之后再训练站立和行走能力，待整体肌力增强后，再逐渐独立迈步、行走。

2 腰椎疾病的预防

腰椎疾病是由多种伤患所构成的综合征，病因较为广泛而复杂，有的虽经合理正确的治疗，但对遗留症状难以根除。尤其是在体力劳动人群中，因腰椎疾病而不能正常工作高达63%。因此，如何减少腰椎疾病的发病率，显得十分重要。

3 加强卫生宣教

腰椎疾病包括多种疾患，其中大多数疾病都是在我们日常生活中可以预防的。

要预防腰椎疾病，首先要使大家都能了解正确的脊柱生理知识，正确的劳动姿势，注意劳动保护，避免加速腰椎间盘、脊椎小关节等退变，避

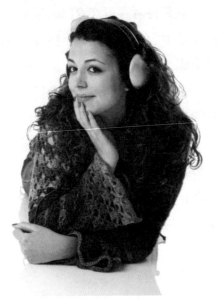

免劳损性损伤。

其次，定时参加健康检查，尤其是正在处于发育期的青少年应注意有无脊柱先天性或特发性畸形，如畸形性脊柱病，或椎弓崩裂等，及早做出防范措施；从事剧烈腰部运动的工作者，应注意有无发生椎弓根骨折等，如有这类损伤，应加强腰背部防护，防止反复损伤；老年人应注意有无骨质疏松，有此病症者应及早治疗，适当运动。

④ 矫正不良的生活习惯

（1）预防腰椎疾病的正确站姿

不正确的站立姿势，尤其是脊柱不正，是造成腰椎疾病的隐伏根源。而窝胸垂肩、下巴前突的站立姿势，必然导致腰椎弯曲，并且会成为"佝胸凸肚"的状态。此外，站立时左右歪斜、东倚西靠也是不良的姿势。这些经常存在的不良站立姿势，极有可能使左右、前后两侧原来相互协调的肌肉出现一紧一松不平衡的状态，使韧带等软组织的受力也不平衡，长期如此就会使肌肉劳损，为腰椎疾病埋下隐患。

正确的站立姿势应该是两眼平视，下颌稍内收，胸部挺起，腰背平直，小腿微收，两腿直立，两足距离约与骨盆宽度相同。这样整个骨盆就会向前倾，使全身的重力均匀地从脊柱、骨盆传向下肢，再由两下肢传向两脚，以成为真正的"脚踏实地"。而此时，人体的重力线是通过腰椎椎体或椎间盘后部，而不是通过关节突关节。此外，在站立时，双下肢应自然用力，避免膝关节发僵或过分用力。

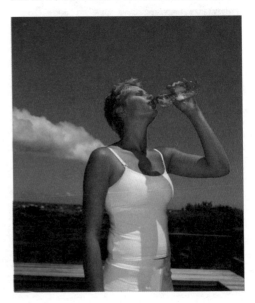

因为长期这样，容易导致下肢疲劳和膝关节发生病变。

当然我们不可能长时间能保持一个站立姿势。这时可以改为"稍息"的姿势，即一侧脚向前跨半步，让体重放在一侧下肢上，而使另一侧下肢稍加休息，双脚可以互换。此外，站立也不应过久，站立一会儿可以适当进行一些原地活动，特别是腰背部位的活动，以消除腰背肌的疲劳。

（2）预防腰椎疾病的正确坐姿

正确的坐姿应该是上身挺直，收腹，下颌微收，双下肢并拢，髋关节、膝关节各成直角。如果条件允许的话，可以在双脚下垫一踏脚或脚凳，使膝关节微微高出髋部，这样可以让腰背部更加平直而不易弯曲。这种坐姿可以使腰骶部韧带、肌肉等不受到过度的牵拉，腰椎乃至整个脊柱都处于一条直线上面保持正直，而且身体所消耗的能量也较少。若把一条腿搭在另一条腿上，腰椎的弯曲也会得到放松，对腰椎也不会造成负担。坐在有靠背的椅子上时，则应在上述姿势的基础上，尽量将腰背紧贴并倚靠于椅背，这样腰骶部的肌肉与腰椎不至于太疲劳从而减缓腰部的压力。

当然，即便坐姿良好，时间久了也应该经常活动一下。

（3）预防腰椎疾病的正确睡姿

人的睡眠姿势大致可有仰卧位、侧卧位、俯卧位三种方式。

①仰卧位时，只要卧具合适，四肢保持自然伸展，就不会引起脊柱生理曲度的太大变化。

②侧卧位时，如果有心血管系统或消化系统疾病的人尽量采取右侧卧位，因为选择右侧卧位不会给心脏造成压迫，而且不影响胃肠蠕动。

对于一般人来说，睡觉的时候不必过于讲究是采取左侧还是右侧卧位，因为人进入睡眠状态之后总是要不断翻身（一夜之间要翻20～45次），使自己保持一种比较舒适的体位。如果长时间地维持一种姿势，在一部分肌肉保持放松状态的同时，相对使身体其他一些肌肉处于紧张状态，同时与卧具接触的那一部分躯体也会由于受压而血运不通畅，神经受压而产生麻木感。

所以，是否要采取右侧

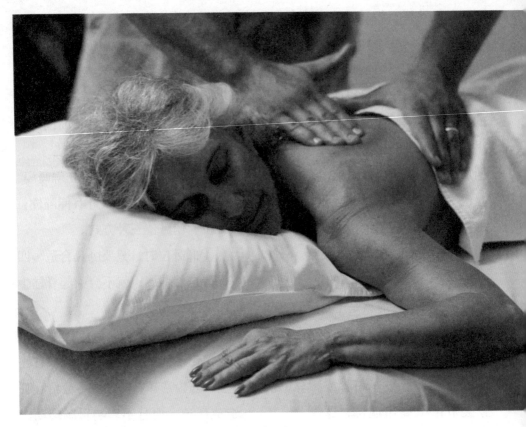

卧位,对于正常人来说似乎无关紧要。

③俯卧位时,会出现歪头侧颈,胸部受压,腰椎前凸增大,对于身体来说极容易产生各种不适症状。但有一些人认为这有助于婴儿的生长、呼吸等,常让婴儿俯卧位。这种做法不能说不对,只是对于有腰椎疾病的患者来说,尽量不要采取这种睡眠姿势。

经过以上描述,睡眠姿势尽量采取仰卧位和侧卧位这两种姿势,因为可以使人感到舒适和全身放松。对于有腰椎疾病或其他疾病的患者,睡眠姿势就应有一些特殊的要求了。

注意:

①枕头的选择

好睡眠离不开好枕头,一个合适的枕头不但能够提高睡眠质量,而且还能改善腰椎各种不适症状。睡觉的时候既不可高枕,又不可无枕,枕头高度以脖子贴在枕头上,角度大约呈15°时较为适宜,硬度则相当于把毛巾卷起来的程度为宜。

②床软硬的选择

睡眠所选择的床既不能太软也不宜太硬。床太软,会使背、腰下陷,改变了脊柱骨正常的生理曲线。床太硬,会使腰背的肌肉紧张，腰的弯曲加剧。因此选择一张好床对身体健康有着非常重要的意义。硬度合适的床会使腰自然下沉，侧卧时，脊椎骨成一直线。

5 起床时预防腰痛的方法

有许多患者常因起床时不注意而引起腰痛，或起床动作不当而使腰痛加重。患者在清晨起床时会发现身体非常僵硬，如果在这种僵硬的状态下起床，不但会加重腰部疼痛的症状，甚至还会出现腰椎损伤等意外。尤其是腰腿痛患者，早晨醒来后不要马上起床，因为刚刚睡醒时，人的椎间盘比较松弛，如果突然由卧位变为立位，不仅容易扭伤腰背部，还可能影响神经系统，伴有高血压病、心脏病的患者，如果突然改变体位，还可能发生意外。正确的方法是醒来后，可先在床上伸伸懒腰，舒展一下四肢关节及身体的其他部位与关节，躺在床上休息一会儿再下床。

因此，腰椎疾病患者清晨醒来后第一件事情应该是先在床上做一些腰部医疗体操。首先做一会儿腹式呼吸，使腹部肌肉一松弛一收缩，然后做双髋双膝屈曲、双手抱膝的运动和腰部扭转的动作。床上活动腰部约 10 分钟后，由仰卧位转成侧卧位，再以手撑起上半身缓慢起身。

此外，起床时也可以利用如下做法舒缓身体各个关节：如仰卧位下床时，先将身体小心地向健侧侧卧，即健侧在下，两侧膝关节取半屈曲位，双手抵住床板，同时肘关节将半屈的上身支起，利用这两个支点用力，患者会较容易坐起，再将手在床板上撑好，用臂力使身体离床，同时把半屈的髋、膝关节移至床边，然后再用拐杖等支撑物支持站立。按上述方法起床可以整体移动躯干，从而减少了腰部屈曲、侧屈、侧转等动作，不致引起腰部疼痛或不适。

6 腰椎疾病患者不宜穿高跟鞋

许多女性为了维护自身形象都喜欢穿高跟鞋。穿上高跟鞋之后，身体的重心便会提高、前移，为了适应身体原有的平衡改变，身体的肌张力，尤其是腰背部的肌张力就会重新调

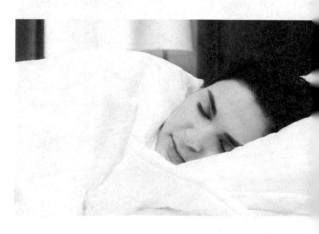

整，以维持适应新的平衡状态。

鞋跟的高度每增加1厘米，腰椎的后伸及腰背肌的收缩就会成倍地增加，这种过度的腰椎后伸可使连接椎间关节之间的关节囊处于紧张状态，这样长期下去，腰痛的机会也就大大增加。

实际上，腰椎患者最适合穿鞋跟高度在3厘米左右的鞋，因为穿平底鞋也不利于疾病的恢复。有腰椎疾病的患者不妨改变一下自己穿的鞋，选一双高度适宜的鞋子不但会缓解腰痛症状而且有利于身体健康。

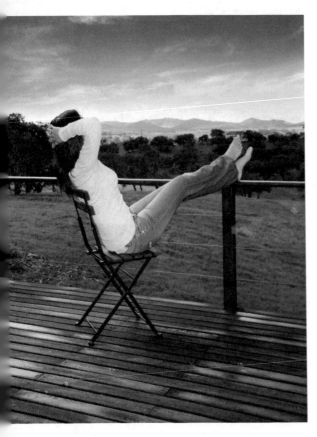

改善劳动或工作姿势

在劳动时尽量采取膝关节微屈，臀大肌轻度收缩，自然收缩腹肌。这一站位可使骨盆轻微后倾，腰椎轻度变直，减少腰骶角的角度，增加脊柱的支撑力，使椎间盘等软组织不受损或少受损。

从生物力学角度，学习、伏案的正确姿势应是：坐位时应保持头颈自然直立，双肩放松、挺胸、直腰位。避免生活中不良体位，养成良好学习坐姿，定时做工间操，对在家务劳动中，操作台面高度要与自己的身高相适合，避免过于弯腰增加腰部的负担，也可以一面操作一面将一只脚放在低台上，这样可以减轻腰的负担，保护腰部的各种组织。如必须弯腰过久，则需定时变换姿势，并做一些腰部放松运动，时间大约在5～10分钟，减少腰部的损伤。

提起和搬运物品时要量力而行，要注意采取正确的方法和技巧，如提起重物时要屈膝下蹲，使脊柱保持在垂直的状态，椎间盘受力均匀，使自己的身体尽量向物品靠近，利用腿部的肌肉力量站立起来将物品提起；要避免突然用力，物品过重过大时要请别人帮助。

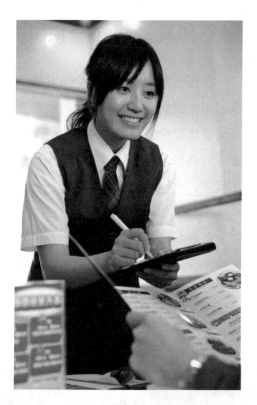

若碰到需要长时间弯腰用力工作的时候，应尽量减少长时间非功能位姿势，因为长期的弯腰用力，使腰椎处于前倾状态，骶棘肌及腰背肌张力升高，其椎间盘应力集中、压力升高，极易出现腰肌劳损、腰椎间盘突出症。因此要定时改变体位，尽量减少腰椎非功能位状态时间。

任何一种时间过长的姿势都会导致劳损发生，尤其是有害的非功能位。长期伏案的工作人员虽不负重，但发生腰椎疾病的概率也会很大，因此在条件允许的情况下，应尽量做到工作姿势多样化。如伏案弯腰工作的人可

以与直腰或挺腰工作相交替，弯腰搬物与直腰提物相交替，这是减少工作中引发腰腿痛的较好方法。

利用休息的时间可以做些简单体操，不但对脊柱和腰椎有利，而且对全身内脏及四肢也能够起到保健作用。工间体操主要包括：

（1）伸腰活动

两脚与肩齐宽，双腿伸直，双手叉腰，躯干以腰为轴心，做后伸旋转至右侧，再从右侧做后伸旋转至左侧，反复交替 10 ～ 15 次。亦可坐在靠背椅上，双腿伸直，双足踏地，双手臂垂直向上举过头，双腿与手臂同时用力向后伸，头颈、腰均后仰，反复 5 ～ 10 次。此方法可使腰酸背痛得以缓解，同时能减轻对颈、胸、腰背及上下肢肌肉因长期固定姿势而引起的疲劳。

（2）扩胸活动

可站立，也可采取坐位。坐位时，采用双肘屈曲，手臂用力向外后方向运动，胸部及头颈同时向后仰。站立时，双脚平肩，双上肢伸直，平直向前合掌后，平直向后用力后伸，同时昂首挺胸。扩胸活动不仅缓解颈肩腰背酸痛、避免肌肉劳损，而且能够有效改善心、肺功能，对人体其他器官也有很大裨益。

多参加体育锻炼强健体格

感冒极容易诱发和加重腰椎疾病的发生概率，因此腰椎疾病患者应积极参加体育锻炼来预防感冒。若感染感冒时，要积极治疗感冒，可缓解腰肌筋膜炎及腰腿痛。

避免风寒潮湿。人们在户外休息时，受到气候与温度变化的影响，易受凉而引起腰背肌痉挛或风湿性改变，造成腰椎内外平衡失调而诱发各种病症。因此，人们在生活中要避免风寒侵袭，又要保持环境干燥通风。

避免和减轻腰部受损

外伤与腰椎疾病的发生与发展关系密切，因此要想拥有健康的腰椎就必须设法避免或减少各种外伤。即使发生外伤，也应将腰部损伤减少到最小程度。

那么，如何减轻外伤的程度呢？

外伤后应早期正确诊断与发现腰椎病损。一般严重外伤时易于发现和诊断，比较难的是对损伤不重者的判断，这时需要注意其腰椎横突、软组织、小关节及韧带损伤，重点作以下

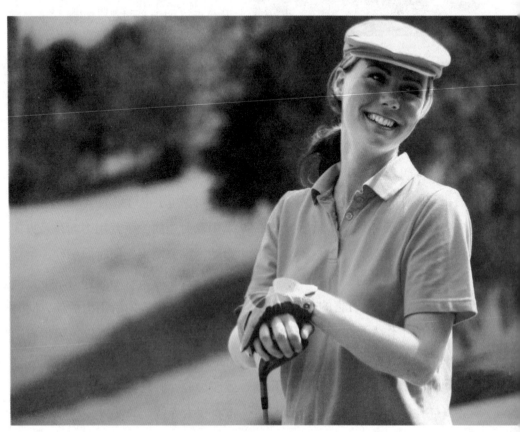

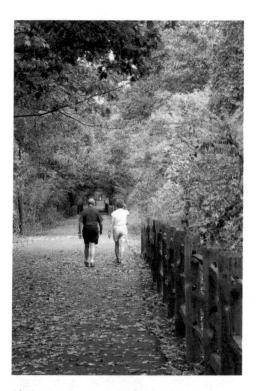

止血或减少血管出血量，而实施腰围制动、卧床、牵引等措施，能够尽可能的降低受损组织的创伤反应程度，为组织损伤的愈合创造条件。

（2）止血、脱水治疗：外伤可出现较重的出血、充血、水肿和渗出。必须给予止血，脱水剂甚至激素和抗生素治疗，可减轻组织水肿、出血，减少或避免骨刺形成。

（3）止痛、理疗：在外伤后72小时，可采取局部热敷和理疗，以帮助解痉、活血及水肿吸收，减少疼痛。

锻炼身体，增强体质

随着年龄的增长，脊椎也会发生一系列的生理变化，如脊柱退变、腰

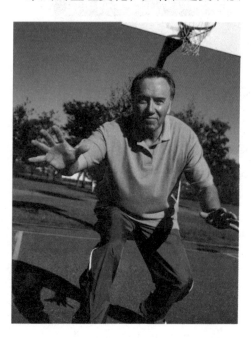

检查：

（1）椎旁压痛，特别是椎旁侧向压痛，常与横突损伤部位相一致，且腰部活动受限。

（2）腰背肌、骶棘肌、棘间韧带、棘上韧带的附着点压痛、肿胀，往往有撕裂伤。

（3）定时复查。对怀疑有骨折的患者，应2周后复查，必要时做CT检查，以防遗漏而造成不良后果。

最后，还须重视外伤的早期治疗。早期的有效治疗，对外伤是必要的。

（1）局部冷敷制动：外伤使组织出血、水肿，并使局部无菌性炎症加重。冷敷可使毛细血管收缩，能够

肌萎缩、骨质疏松等，这些都是腰椎病发病原因之一。因此通过锻炼身体增强体质，可减缓生理老化，有效降低发病的概率。

老年人的运动，可选择散步、太极拳、太极剑等运动量小，动作较缓慢的运动。

中、青年可选择运动量稍大的运动，如球类运动、跑步、杆上运动等，以增强体质。

腰椎病的中药疗法

在参加体育锻炼的同时，每日饮食也要保证有足够的热量，蛋白质及维生素，以补充因运动而增加的消耗。

1 腰椎骨质增生的早期

中医认为骨质增生的早期多为瘀邪交结、凝而不散，治疗应化瘀驱邪、舒筋通络。可服中药"桃红四物汤"加味，方药：桃仁 10 克、红花 5 克、当归 15 克、生地黄 15 克、川芎 5 克、赤芍 10 克、三棱 10 克、莪术 10 克、鸡血藤 15 克、丹参 15 克、威灵仙 15 克、地龙 10 克、土鳖虫 5 克、乌梢蛇 10 克、生甘草 5 克，水煎服，每日 1 剂。急性发作而疼痛较甚者，加乳香 5 克、没药 5 克、钩藤

10 克、丝瓜络 6 克。气血虚弱者，加黄芪 15 克、何首乌 30 克。另用白花蛇 2 条、蝎子、蜈蚣各 5 克研末，每晚服 2 克。连服 1 月，病情明显好转。巩固疗效，偏肾阴虚者可服用六味地黄丸，每日 2 次，每次 10 克。

2 腰椎骨质增生的后期

中医认为该病后期多系肝肾不足、虚中夹实。不足者有阴虚、阳虚之分，夹实者有瘀结、湿热之别，病情比较复杂。阴虚者表现为口燥便坚，形瘦眩晕；阳虚者肢体畏寒，小便清长，阳痿滑泄；湿热者多有关节肿胀，关节内有积液，按之波动，屈伸不利。中医治疗以补肾软坚为主，可用下列方药：熟地黄 15 克、山萸肉 10 克、淮山药 10 克、丹参 30 克、皂角刺 10 克、穿山甲 10 克，威灵仙、淫羊藿、巴戟天、杜仲各 15 克、生甘草 5 克。

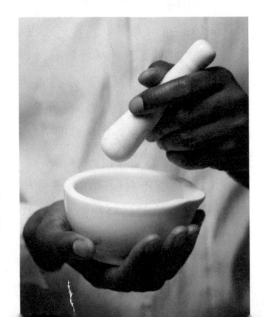

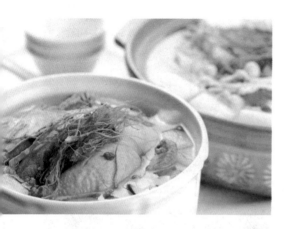

阴虚者加知母 10 克，龟板、鳖甲各 12 克；阳虚者加干姜 10 克、附片 15 克；瘀结者加桃仁 10 克、红花 5 克；湿热者加苍术 10 克、黄柏 10 克。

腰椎骨质增生的中药治疗

骨质增生是指在骨关节或脊椎所形成的骨性赘生物，俗称骨刺。多发于活动度最大、负重最多的颈椎、腰椎、骶椎、膝关节、足跟等部位。职业性持久用力、长期被迫体位不良、慢性或机械性刺激、跌打损伤等是重要的发病诱因。一旦增生的骨刺刺激邻近组织和压迫神经根时，就会出现局部或放射性疼痛。临床证明，长期服用中药治疗骨质增生的效果是比较显著的。患者可用威灵仙 30 克、鹿衔草 30 克、金毛狗脊 45 克、去皮鸡胸肉 250 克煲汤饮用。不过，为了提高中药的疗效，

在治疗时还应根据疾病的阶段和患者的体质认真辨证才行。

颈椎病、腰椎病的穴位保健

过去，颈椎病是 40 岁之后人的专利，但现在 20 ～ 30 岁的颈椎病患者到处都是，甚至还有得颈椎病的小学生！原因很简单：伏案久了，压力大了，自己又不懂得怎么调理，所以颈椎病提前光临了。

阳气不足，人就会未老先衰，这是当今生活中多数人面临的一个特别严重的问题。

当长期保持同一姿势伏案工作或学习的时候，上体前倾，颈柱紧张了，

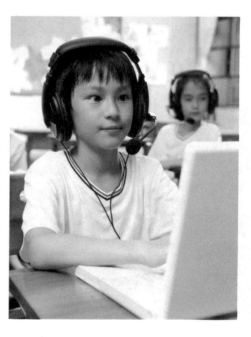

首先压抑了督脉，督脉总督一身的阳气，压抑了督脉也就是压抑了全身的阳气，于是，久而久之，整个脊柱就容易变弯，人的精神也差了。

人的精神，不是被脑力劳动所消耗掉的，而是被错误的姿势消耗掉的。

这一系列问题，都出于同一原因。现在，通过一个穴，就可以缓解这些问题，这个穴就是后溪穴。后溪是小肠经上的一个穴，把手握成拳，掌指关节后横纹的尽头就是该穴。这个穴是奇经八脉的交会穴，通督脉，能泻心火、壮阳气、调颈椎、利眼目、正

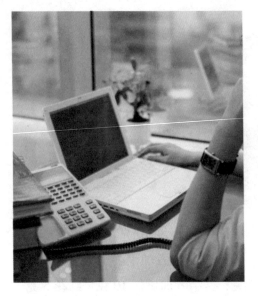

脊柱。临床上，颈椎出问题了，腰椎出问题了，眼睛出问题了，都要用到这个穴，效果非常明显。它可以调整长期伏案或在电脑前学习和工作对身体带来的不利影响，只要坚持，就有效果。

用这个穴位非常简单，而且容易坚持。我们坐在桌子旁，把双手后溪穴的这个部位放在桌子沿上，用腕关节带动双手，轻松地来回滚动，即可达到刺激的效果。

当我们坐在电脑旁阅读文件的时候，手是怎么放的？肯定是一手不离鼠标，一手仍在键盘上吧，保持这个姿势不动，人都变僵了。这时，不妨灵活一点，把手解放出来，让双手的后溪穴抵在桌沿或键盘上，来回滚动，揉一揉，每次刺激 3 ~ 5 分钟，每个

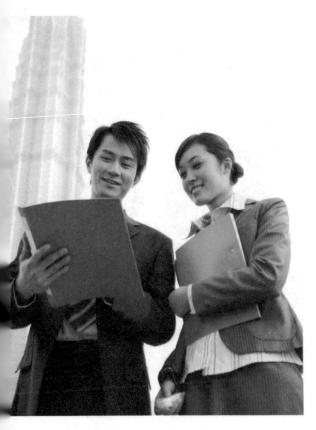

小时刺激一次就足够了。这是毫不耽误时间的，因为这时候，眼睛该看什么还可以看什么。

大家可以试一下，坚持一天这样做下来，到了下班的时候腰不会酸、脖子不会累，眼睛在很大程度上能得到缓解。每日坚持这么做下去，首先是腰椎、颈椎轻松挺直，同时，你会发现眼睛也比以前好使了。如果因为忙，总是忘记怎么办呢？很简单，可以定个闹钟，每隔一个小时提醒我们揉动一下后溪穴。不管忙到什么程度，这么一点时间还是能抽出来的。因为，

这是能真正拯救腰椎、颈椎健康的好方法。

要养成揉后溪的习惯，随时随地，有空就揉一揉。比如开车的时候，如果碰见路上堵车，或是红灯亮了，把后溪放在方向盘上来回滚揉几次，特别舒服。这时候，别人在着急上火，而你却在通督脉、泻心火、壮阳气、调颈椎、正脊柱、利眼目，受用无穷；一不起急，二不发火，精神振奋，这么一来，有时候居然觉得堵车也堵得很值！

注：后溪穴在手侧面小拇指下两三厘米处，见上、下附图

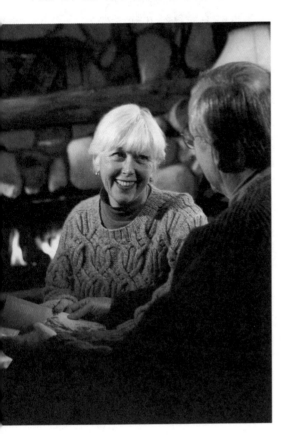

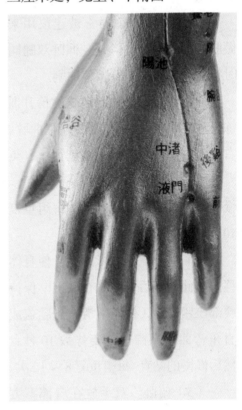

腰椎训练的"对"与"错"

（1）平躺，双膝弯曲，背部抵住地（床）面，双臂抱在胸前或放在脖子下方。

收腹并使肩膀抬离地面，但一定注意不是靠胳膊肘的支撑，而是靠腹肌的力量。

控制一段时间，再放松。重复8~12次。

（2）仰卧，曲膝，在脚底套上一条毛巾，伸直膝盖，并慢慢的将毛巾拉回。使腿后部有轻微的拉伸感，保持15 ~ 30秒，每条腿2 ~ 4次。

（3）抬腿训练通常被建议用来做肌肉力量训练。但是，仰卧双腿同时抬起的动作反而使腰疼加剧。

取而代之的应该是单腿的抬升训练。正确的方法是：仰卧，左腿曲膝、右腿平伸。慢慢抬起右腿到大概6英寸（15厘米）的高度并控制一下后，慢慢放下。双腿交替进行，每组重复10次。

（4）距墙30厘米站立，使身体移向墙面并把后背平靠在墙上。保持腰部压紧墙面，慢慢下滑直到膝盖成直角弯曲。保持这个姿势数10秒，然后慢慢的站直。每组重复8 ~ 12次。

（5）俯卧。双手放在肩部下方

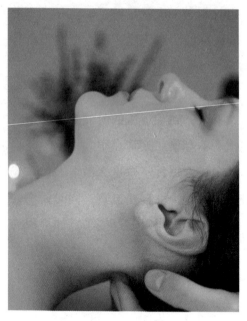

并用力撑起肩膀，使胳膊肘与肩膀在一条直线上。持续几秒。

双手、双膝着地，收紧腹部。抬起一条腿向后伸直，与臀部同高。保持5秒，然后换另一条腿。每组重复8 ~ 12次。

努力延长抬腿的时间。也可以在抬腿的同时，试着抬起对侧的胳膊。

（6）仰卧，曲膝，双脚着地。使一条腿的膝盖移向胸部，并使腰部压紧地板。控制15 ~ 30秒。然后，复位。双腿交替进行，每组2 ~ 4次。

（7）平躺，曲膝，腹部内缩（把肚子使劲向脊椎方向压缩，但不是憋气），感觉背部抵紧地（床）面，臀部微微上提，控制10秒，再放松。每组重复8 ~ 12次。

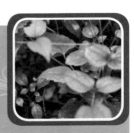

食物是预防疾病的重要手段。腰椎病的饮食要求更多，如果我们注意得好，就会对疾病的治疗起到积极作用；如果注意得不好，那么就会增加病情的严重性，给患者带来更严重的伤害。

腰椎病的饮食疗法

料理类

1 炒蛇片

【组成】乌蛇 1 条，植物油、盐、胡椒粉、黄酒、葱、姜各适量。

【制法】将乌蛇去皮，内脏洗净，切成薄片，葱切段备用。烧热锅、放植物油，烧至油七成热时，将蛇片倒入锅内，反复翻炒，至蛇片八成熟的时候，加入盐、黄酒、葱、姜继续翻炒至熟透装盘，撒胡椒粉，即成。

【功效】适用于各种颈椎、腰椎转动不利，颈、肩、臀部酸胀、麻木、屈伸不利等。

2 仙茅炖猪肾

【组成】仙茅 15 克，核桃肉 50 克，小茴香 20 克，猪肾 1 对，葱、姜、盐、酒各适量。

【制法】将仙茅、小茴香用纱布包好，和猪肾、仙茅、核桃肉共放砂

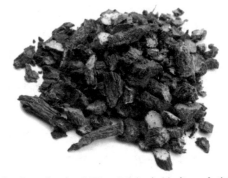

锅内，加水适量，用文火炖煮，食肾饮汤。

【用法】佐餐食用。

【功效】补肾阳，强筋骨，祛寒湿。用于阳痿精冷，筋骨痿软，腰膝冷痹，阳虚冷泻。阴虚火旺者忌用此方。

3 骨碎炖猪蹄

【组成】取骨碎补、川牛膝各 20 克，菟丝子 30 克，川断 15 克，猪蹄 2 只。

【制法】将上四味药用纱布包好，和猪蹄共放入锅内，加水及黄酒适量，炖至猪蹄熟。

【用法】吃猪蹄喝汤，每日 1 次。

【功效】补肾强骨，活血化瘀，续伤止痛。用于肾虚腰痛，耳鸣耳聋，牙齿松动等症。

4 杜仲蒸羊肾

【组成】新鲜羊肾 1 对，杜仲 30 克。

【制法】将羊肾剖开、洗净，把杜仲夹在剖开之羊肾内，用细线将羊肾缠紧，放入碗内。碗内加少量水及盐，置锅内隔水慢火蒸 2 小时取出。

【用法】依个人餐量分次食羊肾，可连续食用。

【功效】本方主治无病性腰痛，有补肾强腰、养精益髓之效。

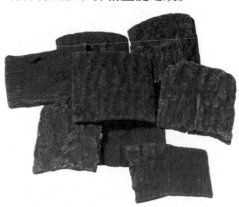

5 三七鸡

【组成】乌骨雄鸡 500 克，三七 5 克。

【制法】将乌骨鸡宰杀，除去毛、去内脏，洗净，将三七片放入鸡肚内，

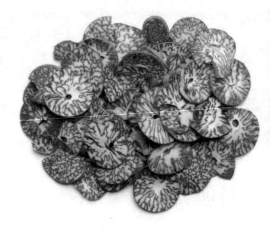

加入少量黄酒，隔水清炖，炖至鸡肉熟烂即成。

【用法】佐餐蘸酱食用。

【功效】活血化瘀，定痛，益髓。主治气滞血瘀型急性腰腿痛。

鲜汤类

1 三七地黄汤

【组成】三七 12 克，生地黄 30 克，大枣 4 枚，瘦猪肉 300 克。

【制法】三七打碎，生地黄、大枣、瘦猪肉入砂锅，加适量水，大火

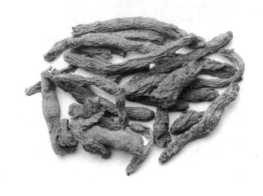

煮后改小火煮 1 小时至瘦肉熟烂，放适量盐调味。

【用法】饮汤吃肉，隔日 1 剂。

【功效】活血化瘀，定痛。主治气滞血瘀型急性腰腿痛。

2 狗脊猪尾汤

【组成】狗脊 15 克，肉苁蓉 30 克，新鲜猪尾巴 2 条（去毛洗净）。

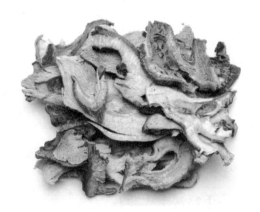

【制法】取狗脊、肉苁蓉、新鲜猪尾巴。将肉苁蓉、狗脊用纱布包好；与猪尾巴共放入砂锅内，加水适量，用文火炖至猪尾巴熟烂，再加入适量食盐调味。

【用法】饮汤吃猪尾巴，每日 1 次，连食 1 周有效。

【功效】补肾助阳，强筋壮骨。适用于腰脊酸痛之症。

3 芝麻核桃汤

【组成】黑芝麻 250 克，核桃仁

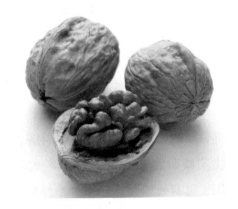

250 克，白砂糖 50 克。

【制法】将黑芝麻拣去杂质，晒干，炒熟，与核桃仁同研为细末，加入白糖，拌匀后瓶装备用。

【用法】每日 2 次，每次 25 克，温开水调服。

【功效】滋补肾阴，抗骨质疏松。黑芝麻滋补肝肾，为延年益寿佳品。

4 黄芪虾皮汤

【组成】黄芪 20 克，虾皮 50 克。

【制法】先将黄芪切片，入锅，

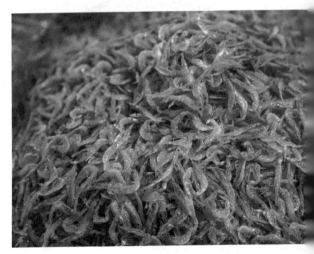

加水适量，煎煮 40 分钟，去渣，取汁，兑入洗净的虾皮，加水及葱、姜、精盐等调味品，煨炖 20 分钟，即成。

【用法】佐餐当汤服食。

【功效】补益脾肾，补充钙质，抗骨质疏松。黄芪擅长益气补脾，近代实验研究证实黄芪有雌激素样作用，可有效地防止和减少绝经后女性因缺乏雌激素而引起的骨钙丢失。

5 猪腰核桃汤

【组成】猪肾 1 对，杜仲 30 克，核桃肉 30 克。

【制法】三物共煮后，加盐，去杜仲渣，吃猪肾喝汤。

【用法】隔日 1 次，至愈为止。

【功效】益肾助阳，强腰益气。主治腰脊疼痛，遗精频作，畏寒肢冷等症。

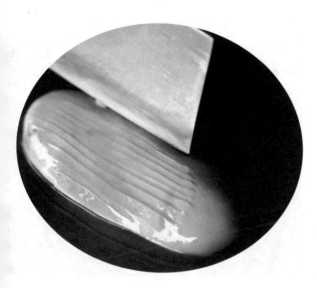

补粥类

1 杭芍桃仁粥

【组成】杭白芍 20 克，桃仁 15 克，粳米 60 克。

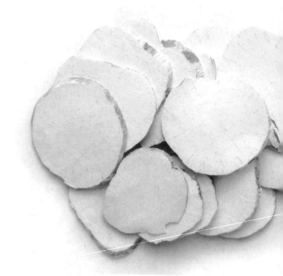

【制法】先将杭白芍水煎取液 500 毫升，再把桃仁洗净捣烂如泥，加水研汁去渣，二汁液同粳米煮熟。

【用法】每日服 2 次，温热食用。

【功效】活血，养血，通络。主治气滞血瘀型腰腿痛。

2 栗子糯米粥

【组成】栗子粉 30 克，糯米 50 克。

【制法】先将栗子去壳磨粉，与淘洗干净的糯米一同放入砂锅，加水 500 克，先用旺火烧开，再转用文火熬煮成粥，以粥面上有粥油形成为度。

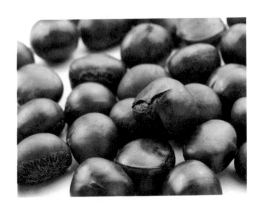

【用法】每日服 2 次，温热食用。

【功效】滋肾壮腰。适用于肾虚腰腿痛，腿脚无力，脾虚腹泻等症。

【禁忌】习惯性便秘者不宜服用。

3 ▶ 枸杞牛肉粥

【组成】牛肉丁 50 克，糯米 100 克，枸杞子 20 克。

【制法】牛肉丁和糯米共煮成粥，待粥将煮好时放入枸杞子，再共煮成粥，调味后服食。

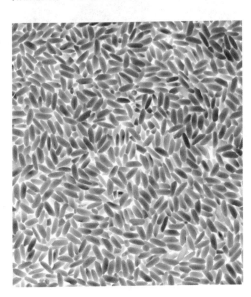

【用法】每日服 2 次，温热食用。

【功效】滋阴补肾。适用于腰酸腿软、下肢痿软者。主治腰腿痛。

4 ▶ 生姜粥

【组成】粳米 50 克，生姜 5 片，连须葱数根，米醋适量。

【制法】生姜捣烂与粳米同煮，粥将熟时加葱、米醋，食后覆被取汗。

【用法】每日服 2 次，温热食用。

【功效】祛风散寒。主要适用于寒湿性腰腿痛。

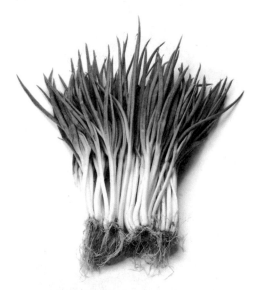

5 ▶ 川乌姜汁粥

【组成】生川乌 3 ~ 5 克，生姜汁约 10 滴，粳米 30 克，蜂蜜适量。

【制法】将生川乌碾成极细粉末，先煮粳米，煮沸后加入生川乌粉末，改用小火慢煎，待粳米熟透后加入生姜汁及蜂蜜，搅匀，再煮 1～2 分钟即可。

【用法】代早晚餐食，温热食用。

【功效】祛散寒湿，通利关节，温经止痛。适用于风寒湿痹，四肢及腰膝酸痛，风湿性关节炎。

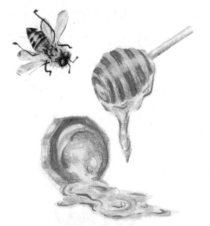

6 枸杞女贞粥

【组成】取女贞子 20 克，枸杞子 50 克，山药（捣碎）50 克，大米 100 克。

【制法】先将女贞子、枸杞子加

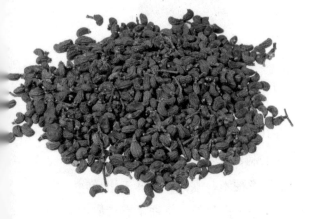

水适量煎煮，过滤取汁，然后加入山药，大米共煮成粥。

【用法】代早餐食。

【功效】滋补肝肾。主治肝肾阴虚，腰酸腿软，头晕目眩，须发早白及阴虚阳亢，耳鸣，头痛，烦躁不眠等症。

茶饮类

1 首乌牛膝茶

【组成】制何首乌 200 克，怀牛膝 150 克。

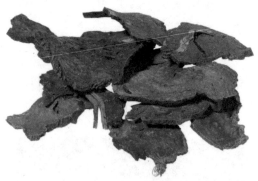

【制法】照上方药物比例，研成粗末。每天用 30～50 克，置热水瓶中（用沸水）泡，盖焖约 20 分钟。

【用法】频频饮用。1 日内饮完。

【功效】补益肝肾，强腰壮膝。肝肾不足，腰膝骨痛，下肢拘急或酸，行走乏力。寒湿引发之腰膝痹证不宜饮用。

2 虾米壮腰茶

【组成】虾米 10 克，绿茶 3 克。

【制法】将上二味放入杯中，用沸水泡 15 分钟即可。

【用法】代茶饮用。

【功效】温肾壮阳。可治疗阳痿滑精，肾虚腰痛等症。虾米茶经反复饮用，淡而无味后，可连虾米、茶叶吃掉。虾米茶为沿海渔民所爱喝的茶饮。

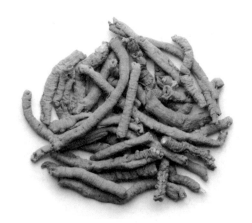

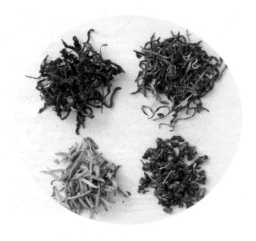

3 巴戟牛膝茶

【组成】巴戟天 20 克，怀牛膝 15 克。

【制法】上药研为粗末，置于热水瓶中，加入适量沸水浸泡，盖焖 20 分钟。

【用法】频频饮用，于 1 日内饮尽。每日中午、晚上可配合饮用热黄酒各 1 杯。

【功效】温补肾阳，强腰健膝。此茶适用于肾阳亏虚，腰酸冷痛，膝软无力，阳痿早泄或病后腰酸，背脊冷痛，腰以下有冷感，手足不温等症。阴虚火旺，中气下陷者，不宜应用。

4 健腰补肾茶

【组成】胡桃肉 20 个，补骨脂（酒浸炒）240 克，杜仲（姜汁炒）500 克，大蒜 120 克。

【制法】除大蒜外，其余三药

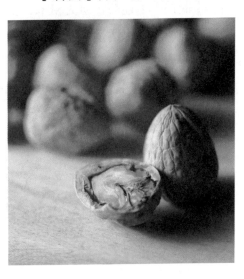

研成粗末备用。大蒜有辛臭味，若泡茶饮，其气味令人难以接受。根据其辛热温散之性，可改为肉桂 20 克，研为粗末，掺入前三味中。每日用 30～50 克，置于热水瓶中，以沸水冲泡大半瓶，盖焖浸泡 20 分钟。

【用法】1 日之内频频饮用，于当日内饮尽。

【功效】补肾健腰。主要用于肾虚腰脊酸疼，转侧不利，足膝软弱，阳痿早泄，小便余沥；或早期高血压，精神疲乏，腰膝酸冷；或伴有头晕目眩者。

【禁忌】外感风寒引起的腰脊酸楚不宜饮用。

5 虎杖艽独茶

【组成】虎杖 20 克，独活 10 克，秦艽 9 克。

【制法】上述药物研为粗末，置保温瓶中，用沸水适量）浸泡，盖焖 20 分钟。

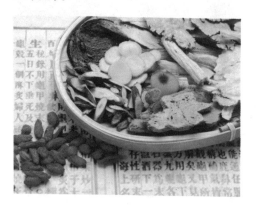

【用法】代茶饮用。每日 1 剂。

【功效】清热利湿，活血通经。适用于风湿热邪侵袭引起的关节疼痛，痛处可有热感或轻度肿胀，如慢性风湿性关节炎、类风湿关节炎，或风湿热邪痹阻所致的腰腿疼痛。此方对有湿热之象的关节痛、腰腿痛，可收捷效。

【禁忌】孕妇不宜服。

6 独活腰痛茶

【组成】独活 150 克。

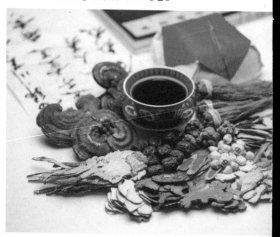

【制法】上药研粗末。每服取 30 克置保温瓶中，用沸水 500 毫升冲泡，盖焖 15 分钟。

【用法】代茶饮用。1 日内分数次饮完。每日 1 剂。

【功效】祛风胜湿，散寒止痛。主治风寒感冒引起的头痛、恶寒、发热、身体疼痛、腰腿酸痛，或风寒湿三邪侵入致气血流行不畅而产生的腰、膝、足、筋骨疼痛。

【禁忌】阴虚血燥者慎服。

药酒类

1 独活参附酒

【组成】独活 35 克，制附子 35 克，党参 20 克。

【制法】上药研细，装瓷瓶中，用 500 毫升白酒浸之，春夏 5 天，秋冬 7 天。

【用法】每次饮药酒 10 ~ 25 毫升，早、晚各 1 次。

【功效】散寒逐湿，温中止痛。适用于腰腿疼痛，小腹冷痛，身体虚弱者。

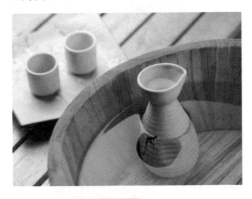

2 川乌活血酒

【组成】生川乌、生草乌各 50 克，田三七、马钱子各 25 克。

【制法】将生川乌、生草乌洗净切片晒干，用蜂蜜 250 克煎煮；马钱

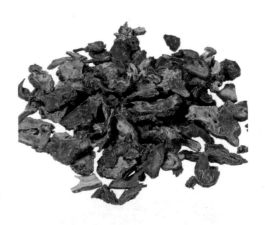

子去毛，用植物油炸；田三七捣碎。混合前药加水煎煮 2 次，第 1 次加水 1000 毫升，浓缩到 300 毫升，第 2 次加水 1000 毫升，浓缩到 200 毫升，2 次取液 500 毫升，加白酒 500 毫升即成。

【用法】每日 3 次，每次 10 毫升，10 日为 1 个疗程。

【功效】散风活血，舒筋活络。用于慢性腰腿痛。

3 双乌止痛酒

【组成】制川乌、草乌、冠花（或红花）各 10 克，川芎、当归、牛膝各 15 克，黄芪 18 克。兼肩臂痛者加羌活 15 克，颈项痛者加葛根 30 克，腰膝酸软者加杜仲 10 克。

【制法】上方加白酒 1000 毫升，浸泡 7 日后服用。

【用法】每次饮药酒 10 ~ 25 毫升，早、晚各 1 次，一般服用 2 ~ 3 剂。

酒量大者可适当多饮，如感觉口舌发麻宜减量。

【功效】温经活血，益气止痛，治腰腿痛。适用于各种腰腿痛而无关节红肿发热者。

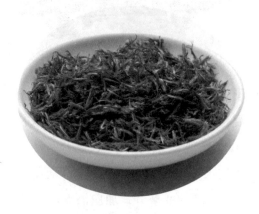

4 独活寄生酒

【组成】独活 15 克，桑寄生 30 克，杜仲 12 克，附子 9 克，细辛 10

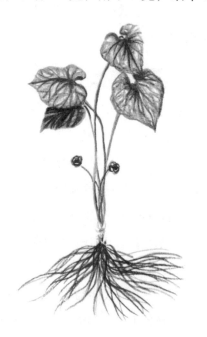

克，当归 20 克，川芎 15 克，秦艽 15 克，穿山甲 60 克，鸡血藤 30 克，川乌 10 克，麻黄 10 克，桂枝 10 克，茜草 30 克。

【制法】上药一起置容器内，加高度白酒 1000 毫升，封口浸泡，每日摇动 1 次，7 日后启封服用。

【用法】每次服用 10 ~ 25 毫升，每日服 2 次。酒精（乙醇）过敏及肝病患者不能服用。

【功效】祛风散寒除湿，活血通络止痛，治腰痛。

5 四虫雪莲酒

【组成】白花蛇 1 条，全蝎、雪莲花各 15 克，地龙、黑蚂蚁、威灵

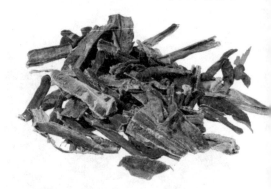

仙各 20 克，没药、当归各 10 克，制川乌、制草乌、川牛膝、红参各 10 克，白酒 1000 毫升。

【制法】诸药装入盛白酒的陶瓷罐或玻璃瓶内浸泡，罐口密封，浸泡 7 日后启用。

【用法】口服，每日服药酒3次，每次15～10毫升，2周为1个疗程。

【功效】祛风通络，散寒止痛，补肝益肾。治疗腰痛、坐骨神经痛。

6 化骨腰痛酒

【组成】川牛膝、炒杜仲、当归尾、红花、醋延胡索、威灵仙、玄参各30克，穿山甲15克。

【制法】上药共碾为碎块，纱布包好，用烧酒1000毫升，浸泡7日（冬季浸泡14日），过滤后装瓶饮用。

【用法】口服，每次1小盅，每天服2次。

【功效】消瘀通络，软坚化骨。用于治疗腰椎增生所致的腰痛。

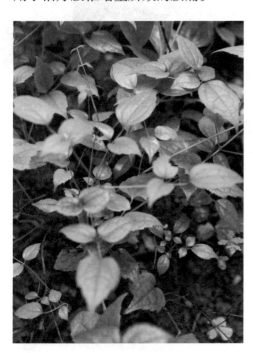

7 乌梢蛇酒

【组成】乌梢蛇1条。

【制法】将乌梢蛇除去内脏，置净瓶中用好酒500毫升浸泡3～4天后，即成药酒。或用乌梢蛇1条，除去内脏，袋盛，酒曲适量置于缸底，糯米饭盖之。3～7天酒熟，去渣将酒收贮瓶中。

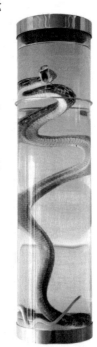

【用法】口服，每次1小盅，每天服2次。

【功效】祛风通络。用于腰腿痛所致的下肢肌肤麻木等。

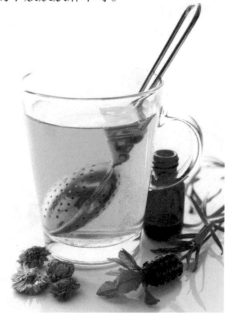

附　录

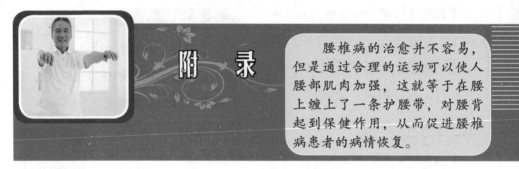

腰椎病的治愈并不容易，但是通过合理的运动可以使人腰部肌肉加强，这就等于在腰上缠上了一条护腰带，对腰背起到保健作用，从而促进腰椎病患者的病情恢复。

（1）伸腿运动：仰卧位，双下肢交替屈膝上抬，尽量贴近下腹部，重复 10 ~ 20 次。

腰椎病的治愈并不容易，但是通过合理的运动可以使人腰部肌肉加强，这就等于在腰上缠上了一条护腰带，对腰背起到保健作用，从而促进腰椎病患者的病情恢复。

（2）船形运动：俯卧位，两肘屈曲，两手交叉置于腰后，双下肢有节奏地用力向后抬起、放下，同时挺胸抬头，重复 10 ~ 20 次。

（3）踢腿运动：双手叉腰或一手扶物，双下肢有节奏地交替尽力向前踢，后伸。各持续 10 ~ 20 次。

（4）伸展运动：双手扶物，双下肢交替后伸，脚尖着地，尽力向后伸展腰部。各持续 10 ~ 20 次。

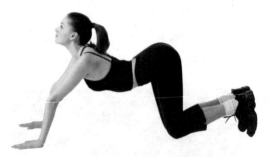

（5）转腰运动：自然站立位，两脚分开与肩同宽，双上肢肘关节屈曲平伸，借双上肢有节奏地左右运动，带动腰部转动。持续 1~2 分钟。

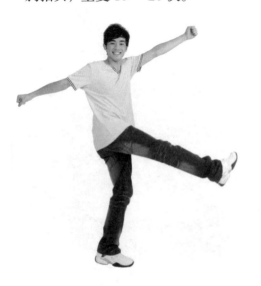

（6）弯腰运动：站位，两足并齐，以意引丹田气至双手劳宫穴。两手掌推压肾俞穴、臀部外侧、臀部后侧、大腿后侧部、小腿后方，同时弯腰呼气，恢复原站位姿势，吸气。反复8次。

（7）后仰运动：站位，两足分开与肩同宽，意守丹田片刻。以意引气到双手劳宫穴，两手掌握托住腰部两侧肾俞穴，向左右各晃8次。然后头部与背部均后仰过伸，两眼向上望天，两手向前压腰使腰部尽量后伸，同时吸气，渐渐恢复站立位，再向前方做轻度屈曲活动，同时呼气。重复9次。

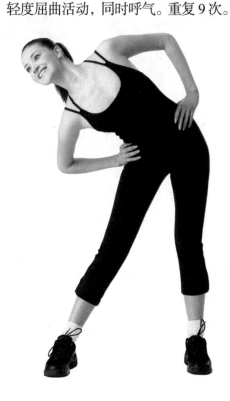

（8）下蹲运动：站位，意守丹田片刻。两腿缓缓下蹲。同时两手握拳伸直缓缓向前抬起，下蹲时以两膝完全屈曲为度，两上肢高度与肩平，同时呼气，以意引丹田气沿督脉上行至百会穴。然后徐徐站立复原，同时吸气，以意引气从百会穴下降至丹田。重复9次。

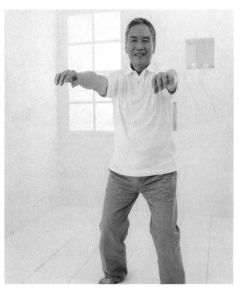

（9）蹬足运动：仰卧位，意守丹田片刻，然后双手置于体侧，尽量屈髋，屈膝，踝背伸，同时呼气。然后足跟用力向斜上方蹬出，同时吸气，丹田气沿下肢膀胱经下行至足底。反复9次，最后引气回丹田。

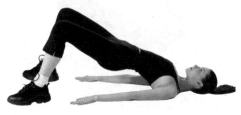

（10）挺胸运动：俯卧位，双手撑床，将头抬起，用手支撑上半身，慢慢抬起，使头尽量后伸使胸挺起，作用的支点在腰部，同时吸气，恢复卧位，同时呼气，反复6次。

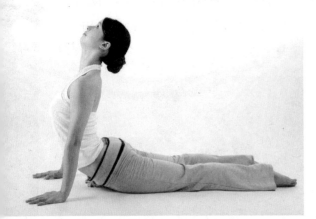

（11）反弓运动：俯卧位，两手后伸，以腹部为支点，使上身和两腿同时后伸抬起成反弓状，同时呼气。然后复原，同时呼气。反复9次。

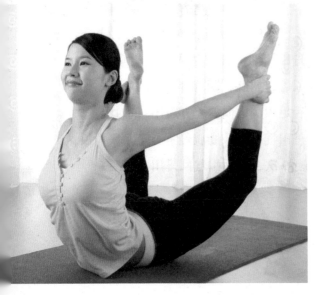

（12）倒行运动：选择一条平坦、行人少、空气好的道路，一步一步地向后倒着行走，双手叉腰眼睛向后看。每次约20分钟，每日早晚各1次。坚持倒行锻炼，能使腰部肌肉的血循环加快，改善腰部肌肉的营养供应，是治疗腰椎间盘突出、骨质增生引起的腰痛的有效方法。

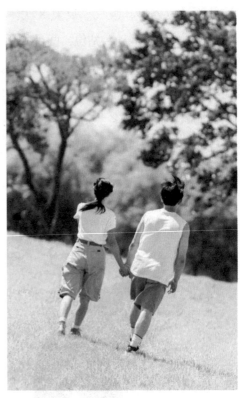

（13）悬挂运动：双手抓住架在一定高度上的单杠，高度要求能踮起脚，而使人悬挂即可。每日悬挂10分钟左右。经过一段时间的悬挂，腰部紧张的肌肉可以得到放松，达到治疗腰背痛的目的。